Lagny.— Imprimerie de GIROUX et VIALLAT.

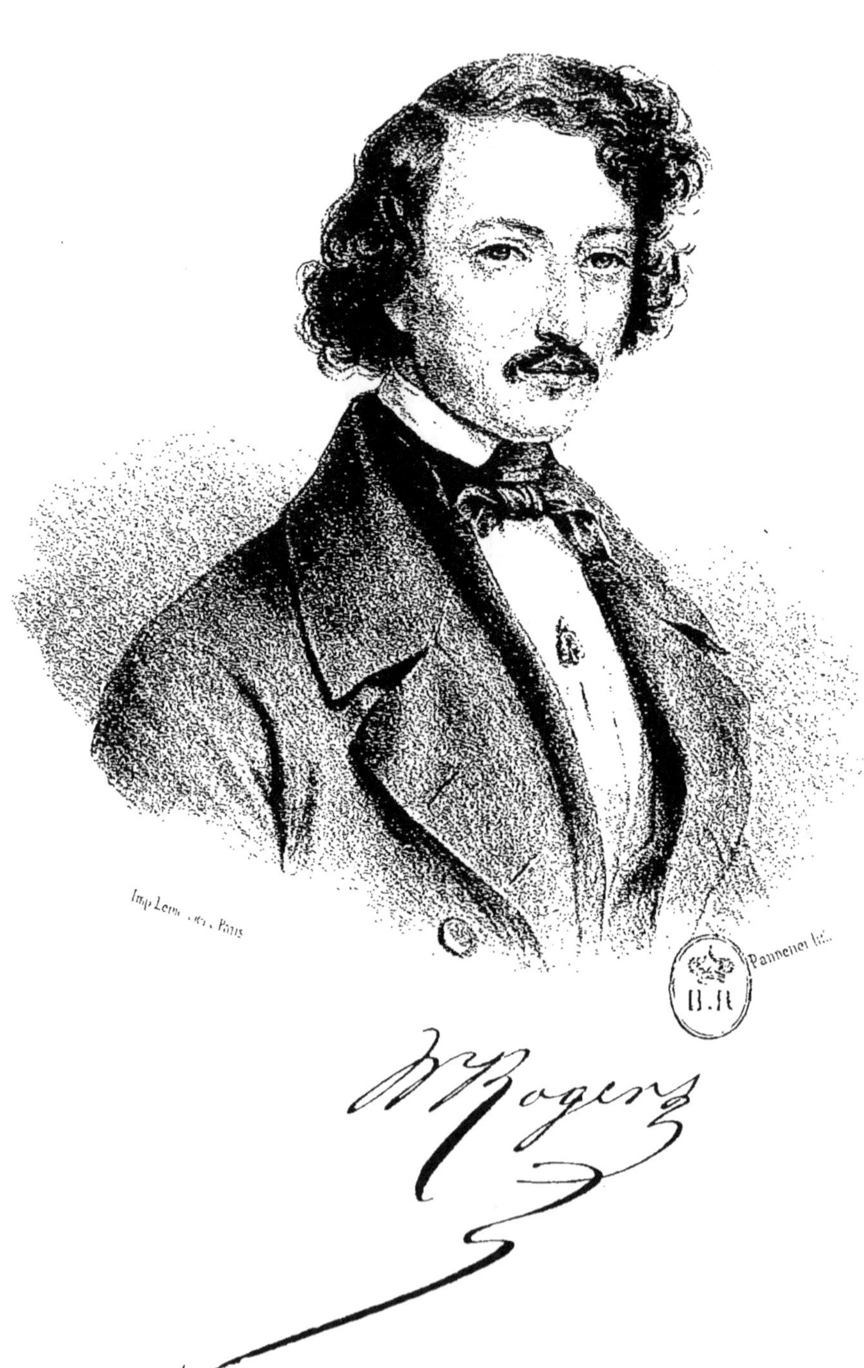

Imp Lemercier, Paris
Pannenier lith

MANUEL

D'HYGIÈNE DENTAIRE

A L'USAGE

DE TOUTES LES CLASSES ET PROFESSIONS.

PAR

WILLIAM ROGERS,

Auteur de l'Encyclopédie du Dentiste et de l'Esquisse sur
les dents Osanores.

Paris,

CHEZ L'AUTEUR, RUE SAINT-HONORÉ, 270.
ET CHEZ LES PRINCIPAUX LIBRAIRES.
1845.

A M

Monsieur le Docteur

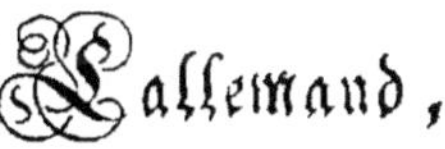

Lallemand,

Membre de l'Académie de

Sciences.

Hommage d'estime.

PRÉFACE.

—

Les médecins anciens et modernes, les praticiens les plus habiles, ont prouvé jusqu'à l'évidence que les dents jouent un rôle très important dans l'économie animale de l'homme : destinées à broyer les substances qui servent à notre alimentation quotidienne, elles sont en outre un des caractères les plus brillants de la beauté du visage. Et pourtant, chose inconcevable, on met la plus grande négligence à conserver des trésors qui sont si précieux pour toute personne assez clairvoyante et assez prudente pour ne pas mettre en péril un des plus beaux dons de la nature. Quinze années d'expérience m'ont démontré qu'on n'accorde pas à la conservation des dents les soins qu'elles méritent : j'ai eu à réparer tant de désastres occasionnés par une incurie coupable, que je ne puis m'empêcher de plaindre le sort de plusieurs personnes qui, à la fleur de leur âge, ont perdu les belles perles que la bienfaisante nature sème avec profusion dans la bouche de l'homme. On m'objectera peut-être que les dents sont sujettes à des accidents innombrables, que le changement de température, d'aliments exerce sur elles une influence funeste. Je suis loin de nier la fragilité du système dentaire ; je sais que les soins de la bouche exigent des précautions constantes, une vigilance infatigable ; mais aussi n'est-on pas largement récompensé de cette vigilance lorsqu'on peut conserver jusqu'aux dernières limites de l'âge les riants attributs de la jeunesse ?

Dans le long exercice de ma profession, j'ai été à portée de remarquer des cas si nombreux, si extraordinaires, que je me suis demandé s'il ne serait pas possible de prévenir et d'empêcher les cruels ravages occasionnés par une insouciance dont je plaignais les victimes. J'ai étudié alors l'influence de l'hygiène en général, de la manière de vivre, des professions, de la température, sur la perte et la conservation des dents, et j'ai ainsi élaboré peu à peu, par un travail quotidien, mon *Manuel d'Hygiène dentaire à l'usage de toutes les classes et professions.*

Dans le langage médical, le mot *hygiène* est l'ensemble des moyens propres à conserver la santé, à prévenir les maladies. Cabanis la définit ainsi :

« L'hygiène aspire à perfectionner la nature « humaine générale. » (1).

On divise ordinairement l'hygiène en deux classes : *publique et privée.*

La première comprend les mœurs, la police et les habitudes particulières de chaque nation.

La seconde s'occupe spécialement des professions, de la naissance, de l'âge, des habitudes, du tempérament de chaque personne.

Cette partie si importante de la médecine

(1) Rapport du physique au moral.

a fait depuis quelques années de très grands progrès; et de savants médecins ont écrit plusieurs ouvrages pour combattre et détruire les préjugés, les erreurs si *contraires au maintien du bien-être* physique de l'homme. Ils ont indiqué le traitement qui convient à chacune des nombreuses maladies qui mettent chaque jour notre existence en danger. Grâce à leurs lumières et à leurs travaux, il ne sera plus désormais si difficile de conserver la *santé*, le plus précieux de tous les biens, la santé, que les Grecs, dans leur riante mythologie, représentaient sous la forme d'une jeune nymphe à l'œil vif et riant, au visage vermeil et rose.

Après avoir lu les nombreux écrits consacrés à l'hygiène générale, je me suis demandé s'il ne serait pas possible d'appliquer spécialement les mêmes doctrines à la conservation des organes dentaires. La réponse a été affirmative, et j'ai commencé à coordonner les matériaux du second ouvrage que je livre aujourd'hui au public, avec courage et confiance.

De même que l'hygiène, généralement parlant, traite de la conservation de la santé, de
même l'hygiène dentaire, dans sa spécialité,
traite des moyens de conserver les dents saines
et belles.

J'ai déjà dit que les dents contribuent beaucoup à l'harmonie parfaite qui doit régner dans
tous les organes dont se compose le corps humain. Les médecins les plus célèbres sont tous
d'accord sur ce point, et ce serait perdre un
temps précieux que chercher à démontrer cette
vérité.

Arrivons vite au sujet de ce livre. On comprendra facilement qu'exerçant depuis quinze
ans ma profession avec succès dans la première
ville du monde, j'ai eu plus que tout autre de
fréquentes occasions d'observer des cas nombreux d'affections dentaires. Je puis dire, sans
crainte d'être démenti, que je connais à fond
cette partie des infirmités humaines, et qu'appelé à réparer les désastres occasionnés par des
accidents ou par vice de nature, l'expérimenta-
tion m'a été d'un très grand secours.

Dans mes observations et mes expériences quotidiennes, j'ai vu que le mauvais état, la perte totale ou partielle des dents, avaient ordinairement pour cause première le tempérament, l'âge, les habitudes, l'alimentation, la position sociale et surtout les professions des individus qui venaient recourir à mes soins. Cette première conviction une fois acquise, j'ai recommencé, à plusieurs reprises, mes observations, et ce travail de chaque jour a eu pour résultat le *Manuel d'Hygiène Dentaire* que je m'empresse de publier pour témoigner ma reconnaissance aux personnes qui ont fait un accueil si bienveillant à mon *Encyclopédie du Dentiste* (1).

Dans l'économie animale, dit le docteur Réveillé-Parise, chaque organe a son stimulant particulier; mais tous les organes sont solidaires les uns des autres dans leur action, et cela en vertu du *consensus* général : c'est cette solidarité qui réduit tous les actes vitaux à *l'unité*

(1) Chez l'Auteur, rue Saint-Honoré , 270, et chez Baillière, éditeur, rue de l'École-de-Médecine. Prix : 7 fr. 50 c.

harmonique de l'organisme; et c'est précisément dans cette *unité* que consiste le principe
fondamental de la santé.

Oui, tous les organes sont solidaires les uns
des autres, et les dents qui, au premier aspect,
ne paraissent jouer qu'un rôle très secondaire
dans l'harmonie générale du corps humain,
maintiennent la santé et causent très souvent
des maladies. La perte et l'altération prématurée de ces organes sont ordinairement les indices d'un mal interne ou d'un tempérament vicieux. Voyez ces jeunes gens et ces jeunes filles, dont les dents sont jaunes et cariées, à la
fleur de l'âge, un médecin vous dira que leur
estomac affaibli opère mal la digestion, que leur
poitrine est menacée, et qu'il y a dans leur
sang des symptômes scrofuleux. Regardez au
contraire ces hommes dans l'âge mûr, ces vieillards sur le déclin de l'âge , qui ont conservé
leurs dents dans toute leur beauté primitive, il
vous sera facile de vous convaincre que leur
constitution est des plus heureuses, et que chez

eux l'harmonie vitale n'a jamais été troublée par aucune maladie sérieuse.

Puisque les dents sont évidemment les indices d'une bonne santé et l'apanage le plus brillant de la beauté dans l'homme et chez la femme, toute personne, quelle que soit sa condition, sa profession, doit s'empresser de recourir aux moyens connus et signalés pour conserver ce précieux trésor de la nature. Ces moyens, dont on éprouve depuis longtemps le besoin, sont restés jusqu'à ce jour ensevelis dans les ouvrages consacrés aux théories générales de la médecine. Il fallait, pour les apprécier, se livrer à des études qui rebutent ceux qui n'ont pas pour but spécial d'approfondir les sciences médicales. J'ai compris qu'il manquait à la médecine et à la chirurgie dentaires un ouvrage spécial, un ouvrage entièrement consacré à faire connaître les soins que demande la conservation de l'organisation buccale, et pour remplir cette lacune, j'ai composé mon *Manuel*, où les personnes peu habituées aux études abstraites trouveront, sans aucun travail, sans la moindre recherche, des préceptes sûrs, des doctrines basées sur une longue expérience, des moyens hygiéniques employés par moi plusieurs fois chaque semaine et toujours avec le même succès.

J'ai divisé mon livre en trois parties principales, subdivisées elles-mêmes en autant de fractions que j'ai observé de cas particuliers.

Dans la première partie, je parlerai des personnes qui sont, à proprement parler, sans profession, et qui occupent dans la société des rangs plus ou moins distingués. La seconde partie est consacrée aux *professions libérales*.

La troisième partie est consacrée aux nombreuses catégories comprises sous la dénomination générale *d'artisans*.

A la suite de la nomenclature des diverses classes et professions, je parlerai de l'hygiène dentaire appropriée à chaque âge depuis l'enfance jusqu'à l'extrême vieillesse : je dirai les dangers qui menacent l'enfant à l'époque de la première et de la seconde dentition, les soins qu'il faut employer pour donner aux dents une disposition parfaite et régulière : les remèdes propres à les conserver et à guérir les atteintes qu'elles reçoivent par d'innombrables accidents. Je parlerai aussi de l'éducation physique et intellectuelle qui influe beaucoup sur le développement de l'organisation dentaire.

Passant ensuite aux diverses classes de personnes assez riches pour vivre sans exercer aucune profession, je signalerai tout ce qui peut être nuisible à la conservation de l'harmonie dentaire : j'analyserai les tempéraments, les penchants, les habitudes, les constitutions, les genres d'exercice et leurs effets, les passions et affections de l'âme, l'influence des sens et des facultés intellectuelles, des vêtements, des aliments et des boissons. Je donnerai principalement des détails hygiéniques sur la femme, dont la constitution physique est beaucoup plus délicate, beaucoup plus faible que celle de l'homme. J'avertirai nos dames du danger qu'elles courent de perdre leurs dents, lorsqu'elles emploient sans mesure les parfums et les cosmétiques, lorsque par coquetterie ou pour obéir aux tyranniques lois de la mode, elles se couvrent de vêtements si légers que leur corps se trouve immédiatement en contact avec l'air ou trop froid ou trop chaud. Je n'oublierai pas les hommes riches que le vulgaire appelle les *heureux* de ce monde, et qui très souvent, ne trouvent que dégoût dans leur vie par suite de l'abus de tous les plaisirs. Je leur dirai franchement par quels excès ils perdent très souvent leurs dents qu'il leur serait si facile de conserver jusqu'à la vieillesse. Les oisifs sont peut-être sujets à un plus grand nombre de maladies que les hommes condamnés au travail; ils trouveront dans mon livre des préceptes et des conseils qui leur seront de la plus grande utilité, s'ils veulent les suivre.

La partie des professions ne sera pas moins intéressante.

« Dieu, dit Turgot, en donnant à l'homme
« des besoins, en lui rendant nécessaire la

« ressource du travail , a fait de celui-ci la
« propriété de tout homme, et cette propriété
« est la première, la plus sacrée, la plus im—
« prescriptible de toutes. »

Oui, le travail est la destinée de tout homme,
la source de toutes les inventions, de tous les
moyens d'existence ; aussi presque tous les membres des sociétés modernes se font-ils honneur
d'appartenir à la classe des travailleurs qui forment de nombreuses catégories auxquelles on
a donné le nom de *professions*. Les sciences,
les lettres, les arts, l'industrie, le commerce,
les métiers, sont autant de professions, les unes
élevées, les autres moyennes, d'autres enfin dites communes. Toutes cependant sont respectables et honorables, parce qu'elles s'enchaînent
les unes aux autres par les besoins mutuels de
leurs secours particuliers.

J'énumérerai les principales professions dans
l'ordre suivant :

1°. Les savants.

2°. Les hommes de lettres.

3°. Les artistes.

4°. Les industriels.

5°. Les commerçants.

Ces cinq catégories seront, comme je l'ai déjà dit, subdivisées en plusieurs autres qui en sont autant de ramifications diverses.

Dans la troisième partie, consacrée aux *artisans*, je traiterai des maladies qui assiègent le système dentaire chez les individus occupés à des travaux manuels : ces maladies sont ordinairement moins réfractaires aux moyens hygiéniques. Les ouvriers qui travaillent en plein air sont sujets à toutes les affections dépendantes des variations de la température, telles que les catharres, les rhumatismes, les inflammations, et par conséquent à d'innombrables affections qui détériorent le système buccal. Ceux qui exercent des métiers sédentaires, dans des lieux bas, humides, mal éclairés, mal chauffés, sont sujets aux ophtalmies, aux tumeurs scrofuleuses qui entraînent ordinairement la perte des dents... Mais je m'aperçois que je dépasserais

les bornes d'une préface, si je continuais à énumérer les divers métiers et les maladies auxquelles sont exposés les individus qui les exercent. D'ailleurs, je parlerai de chaque catégorie en particulier dans la troisième partie de
mon livre.

Nous vivons dans un temps et dans un pays
où tout le monde travaille à améliorer le sort
des diverses classes de la société. Depuis quelques années, on a fait les efforts les plus loua-
bles, pour que le bien-être se répande jusque
dans la chaumière du pauvre. Quelle est la
source la plus abondante de bonheur pour les
hommes que la fortune n'a pas admis au ban-
quet de ses faveurs? La santé, sans contredit,
la santé, indispensable pour le riche comme
pour l'indigent, mais pour ce dernier surtout,
parce que voué à des travaux corporels et ordinairement très pénibles, il a besoin de toute la
force de ses organes. Plusieurs médecins dont
l'Europe s'honore ont si bien compris cette
importante vérité, qu'ils ont écrit de nombreux
ouvrages à la portée du peuple, et renfermant

des préceptes hygiéniques propres à prévenir plusieurs maladies. A l'exemple du célèbre Tissot, ils ont débarrassé la science médicale de ses théories ténébreuses, et parlant un langage intelligible pour tous, ils ont rendu les préceptes d'hygiène si clairs, si simples, que chaque habitant des campagnes pourra, dans le plus grand nombre de cas, être le médecin de lui-même.

Honneur à ces hommes qui ont ouvert à la médecine une nouvelle voie qui conduira tous les hommes au bien-être corporel. Ils ont mérité que la reconnaissance publique leur élève des statues. Honneur à ces apôtres de la science qui n'ont pas craint de descendre des hauteurs des théories pour se mettre à la portée de tous !

Je viens, à mon tour, apporter une pierre à l'édifice scientifique qu'ils ont élevé pour le bien-être de l'humanité en général. Certes, les maladies des dents et leur conservation ne sont pas la partie la moins importante de l'hygiène. Tous les médecins recommandent d'en avoir le plus grand soin. Mon *Manuel d'Hygiène dentaire* sera le complément indispensable de tout ce qu'on a écrit jusqu'à ce jour sur l'hygiène en général. Puisque la conservation des dents est si nécessaire aux principales fonctions de l'organisation vitale, on ne doit négliger aucun soin, aucune pratique, pour les maintenir dans leur état primitif, pour remédier aux vices de nature, pour en favoriser le développement harmonique, pour les préserver des innombrables atteintes qui leur sont si funestes. Nul mieux que moi ne pouvait recueillir les règles de l'expérience.

Honoré depuis quinze ans de la confiance d'une très nombreuse clientelle, j'ai pu, mieux que tout autre, multiplier mes observations pour pousser mes études journalières jusqu'aux dernières limites de la certitude. J'ai été appelé à soulager les puissances du jour, les célébrités et les hommes inconnus, les riches et les pauvres tourmentés par les maladies de la bouche. J'ai été assez heureux, en inventant mon système des *râteliers osanores,* pour tracer à la prothèse dentaire une route nouvelle qui la conduira et la conduit déjà à des progrès qu'on aurait regardés auparavant comme impossibles et irréalisables. On comprendra facilement qu'avec ces riches éléments de découvertes, d'études, de persévérance, j'ai pu, constant dans le but que je m'étais proposé, connaître, approfondir les causes et les remèdes des maladies dentaires chez les divers individus, dont la position sociale, la fortune, les mœurs, les habitudes, les goûts, les passions et les occupations journalières diffèrent totalement les uns des autres. De même qu'un médecin qui exerce consciencieusement son honorable et importante profession, étudie et soigne différemment les maladies, suivant la position sociale des personnes qui ont recours à ses connaissances médicales ; de même j'ai varié mes traitements dentaires, suivant la position des individus qui ont eu confiance en mon art. Il m'a été très facile de voir que le riche et le pauvre perdent leurs dents par des causes différentes, que nos grandes dames et les jeunes femmes de la campagne ne doivent pas attribuer aux mêmes accidents le malheur d'être édentées avant l'âge.

Jusqu'à ce jour on a été sans guide d'hygiène dentaire, et je m'étonne que les savants praticiens qui ont écrit sur toutes les branches et ramifications de l'art du dentiste aient négligé une partie si importante; car il ne suffit pas de connaître soi-même les moyens de pallier le mal lorsqu'il existe, de guérir même les affections lorsqu'elles sont arrivées à leur dernier période, il faut encore prévenir les infirmités et les rendre aussi rares qu'il est possible de le faire, au point où en est la science buccale.

Ce *guide* dont tout le monde comprendra l'utilité, je le livre au public; il obtiendra, je l'espère, de mes lecteurs et de mes clients un accueil aussi favorable que celui qu'on a fait à mon *Encyclopédie du Dentiste*. A vous donc, gens du monde, à vous, riches, puissants, heureux de la terre, je dédie ce livre où vous trouverez facilement et sans travail aucun, des préceptes pour conserver vos dents et prévenir les atteintes auxquelles elles sont sujettes.

A vous, belles et nobles dames, je consacre ce fruit de mes études et de mes veilles; à vous qui m'honorez de votre haute confiance depuis plusieurs années. Plusieurs d'entre vous savent que j'ai fait des efforts inouïs pour perfectionner mon art. L'invention des *osanores* n'est-elle pas une révolution complète dans la prothèse? Des dames de vingt ans, privées de leurs dents par des accidents imprévus, par des maladies cruelles, n'ont-elles pas trouvé dans ce *système* une ressource assurée, un secours infaillible contre la perte du plus bel apanage de la beauté? Je crois avoir rendu un service signalé à l'humanité souffrante, le jour où je découvris un moyen nouveau de réparer les désastres qui affligent notre pauvre nature: d'ailleurs, le prompt succès de mon système qui est généralement adopté, les honorables témoignages des personnes que j'ai soulagées, sont autant de preuves de son utilité incontestable.

A vous, savants, artistes de tout genre, littérateurs, hommes voués aux nobles travaux de l'intelligence, j'adresse aussi mon livre. Puissiez-vous vous astreindre à suivre des règles qui vous prémuniront contre les maux de dents, contre la perte de ces organes à laquelle vous exposent vos occupations, vos travaux si pénibles.

Et vous enfin, artisans, travailleurs, hommes de peine, recevez aussi ce livre comme un témoignage des soins, de la sollicitude avec laquelle j'ai étudié l'hygiène dentaire, appropriée d'une manière toute spéciale à vos habitudes, à vos travaux, à votre genre de vie. Je serai trop heureux si mes veilles et mes recherches ont pour résultat d'alléger le poids des maux qui vous affligent si cruellement.

WILLIAM **ROGERS**,

Rue Saint-Honoré, 270.

Paris, 15 juillet 1845.

CHAPITRE PRÉLIMINAIRE.

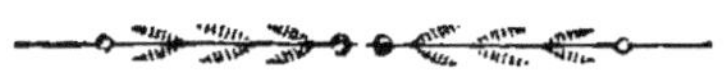

PRINCIPES GÉNÉRAUX ET FONDAMENTAUX D'HYGIÈNE DENTAIRE.

I.

DE L'HYGIÈNE EN GÉNÉRAL.

L'hygiène, comme je l'ai dit dans la préface, est l'art de conserver la santé et de prévenir les maladies. La santé est un bien trop précieux pour que les hommes de tous les temps et de tous les pays, ne se soient pas occupés des moyens de la conserver. Aussi voyons-nous chez les peuples les plus anciens, les philosophes, les médecins, les législateurs, les poètes même, les chefs chargés de gouverner les peuples, tracer des lois hygiéniques, telles que la circoncision et l'abstinence de certaines viandes, chez les Juifs, les ablutions chez les Mahométans, les jeunes chez les Indiens et les Chrétiens. Les livres de Moïse sont pleins de préceptes qui ont pour but spécial le bien-être corporel de l'homme. Confucius, chez les Chinois, composa un traité d'hygiène complet ; les Perses, les Grecs et les Romains observaient aussi très rigoureusement les préceptes hygiéniques tracés par leurs législateurs. En France et en Angleterre, on a écrit très tard sur cette partie si importante qui a des rapports immédiats avec la médecine ; mais depuis le dix-septième siècle, de savants médecins s'en sont beaucoup occupés, et la collection de leurs ouvrages est un immense foyer de lumière pour ceux qui voudront marcher sur leurs traces ! L'hygiène peut être aujourd'hui regardée comme un art, puisqu'elle a des règles fixes dont le principe est basé sur l'expérience de plusieurs siècles.

On s'est demandé souvent et on se demandera longtemps encore, s'il existe réellement des règles qu'on puisse considérer comme infaillibles pour conserver la santé. Plusieurs médecins affirment que ce principe existe dans la science, dans les lois philosophiques ; qu'on doit s'efforcer de les connaître et de les appliquer.

« Tous les organes du corps humain, dit le docteur Réveillé-Parise, sont aptes à être excités, tous jouissent d'une propriété particulière, inhérente à leur nature, qu'on appelle *excitabilité*. Cette propriété est susceptible d'abaissement et d'élévation, de diminution et d'augmentation, à des degrés difficiles à calculer avec précision. Toutefois, en prenant un terme moyen, on trouve une latitude assez étendue, capable d'être déterminée jusqu'à un certain point. C'est dans cette propriété que sont placées radicalement les forces inconnues de la vie. Dans l'économie animale, chaque organe a son stimulant particulier, mais tous ces organes sont solidaires, et c'est dans cette solidarité, que consiste l'équilibre normal.

« Tous ces organes, avons-nous dit, subissent le joug de l'excitabilité. Mais il en est trois surtout qui influent plus immédiatement sur la santé, le bien-être et le bonheur des hommes ; ce sont : *le cerveau* et les dépendances, *l'estomac* et ses annexes, et les organes *générateurs*. La plus grande attention doit donc être constamment portée sur les fonctions de ces principaux organes, surtout aux trois périodes de la vie dites *enfance, virilité, vieillesse.* (1).

(1, Gazette Médicale 1843.

Des savantes observations de M. Réveillé-
Parise, on peut conclure, je crois, que la nature
ne nous a pas donné la santé comme un bien pas-
sager, mais durable , constant, et que nous
pouvons conserver, en suivant fidèlement les
lois hygiéniques. Je laisse aux docteurs qui s'occupent avec tant de talent de tout ce qui a rapport à la santé, aux maladies, le soin de développer leurs belles théories médicales sur l'hygiène en général. Fidèle au plan que je me suis
tracé, je n'entrerai pas dans le domaine de la
médecine. J'ai cru pourtant qu'il ne serait
pas inutile de dire un mot sur l'hygiène générale , dont l'hygiène dentaire est la sœur
cadette.

II.

DE L'HYGIÈNE DENTAIRE.

Je définirai l'hygiène dentaire, *un ensemble de moyens et de doctrines propres à conserver les dents*. Je prévois qu'au premier abord, certaines personnes nieront l'utilité de cette partie de la science : à quoi bon, diront-elles, tous ces préceptes? croyez-vous sérieusement que l'étude de l'organisation buccale soit susceptible de graves développements comme la médecine en général? Après tout, les dents sont-elles des organes indispensables et jouent-elles un rôle important dans l'économie vitale? ne voyons-nous pas des personnes édentées, à la fleur de leur âge, qui n'en parviennent pas moins à la dernière vieillesse?

1*

Ces objections, il me serait très facile de les réfuter une à une; mais comme j'ai pour but unique et principal d'écrire un livre d'enseignement et non de controverse, je me contenterai de donner un ample développement aux observations que j'ai faites : ce sera le moyen le plus sûr et le plus court de mettre fin à toute discussion. Je suis persuadé que l'exposé général de mes doctrines hygiéniques appliquées aux dents, convaincra les plus incrédules, et leur prouvera d'une manière incontestable que jamais matière ne fût plus riche, plus abondante, plus variée, que celle qui sera traitée dans cet ouvrage.

Je vais donc énumérer et analyser les nombreux agents externes et internes qui influent d'une manière plus ou moins directe sur la conservation et la perte des dents. Je ne donnerai dans ce chapitre préliminaire que des indications générales, me réservant de traiter spécialement, et avec les détails que je jugerai nécessaires, chaque catégorie d'individus, dans les trois parties de mon *Manuel*.

DES CLIMATS.

Par le mot *climat* on entend une partie du globe offrant tous les éléments nécessaires à l'existence de l'homme. Le classement des climats, dit M. de Humboldt, repose sur les états hygrométriques et barométriques de l'atmosphère, sur les effets des vents, la tension électrique, la pureté, la diaphanéité de l'air.

On les divise en climats *chauds, froids, tempérés, insulaires, littoraux, continentaux.* On ne peut douter que l'influence des *climats* sur les organes dentaires ne soit très grande, très étendue. J'ai observé que les personnes qui habitent ordinairement les régions tropicales conservent très bien leurs dents : il est très rare, dit-on, de trouver un nègre édenté. J'attribue cette force dans l'organisation buccale à l'émanation continuelle des humeurs par la transpiration. J'ai aussi remarqué que, dans le midi de la France, on trouve moins de personnes édentées que dans les départements septentrionaux ; cela tient probablement à ce que l'air n'est presque jamais chargé d'humidité, cause la plus ordinaire des maladies de la bouche. Je dirai encore, à l'appui de mes observations, que pendant l'été les douleurs de dents sont moins fréquentes que pendant l'hiver. C'est une remarque que tout le monde peut faire, et les plus habiles praticiens l'ont consignée dans leurs livres.

Dans les climats froids et humides les dents sont sujettes à des affections innombrables : le contact de l'air glacial et chargé d'humidité, l'impression du vent presque toujours doulou-reuse et funeste, engendrent des fluxions, et le froid extérieur pénétrant dans la bouche, dont la température est toujours très élevée, ne tarde pas à léser les gencives qui se tuméfient.

A mon avis, de même que les climats tempé-rés conviennent très bien à la santé générale du corps, de même ils entretiennent parfaitement les organes dentaires, dans un bel état d'harmonie et de conservation. La chaleur excessive surexcite les nerfs, dont les grandes ramifications se lient à la tête, et correspondent à la région buccale. Le froid produit le même effet, avec la différence que cet agent est encore beaucoup plus délétère parce qu'il est ordinairement chargé d'humidité, imprégné de brouillards, qui agissent puissamment sur les dents. Voilà pourquoi tous les praticiens conseillent aux gens du nord de fumer souvent, tandis que les gens du midi doivent se livrer avec plus de modération aux plaisirs du cigare et de la pipe.

—

DES SAISONS.

Les quatre saisons sont fondées sur la course régulière du soleil, et leur différence repose sur l'inclinaison de l'écliptique sur l'équateur. Hippocrate étudia l'influence des saisons sur le caractère des peuples et sur la santé des individus ; elles sont aussi des agents très puissants sur les organes dentaires : cela provient des vicissitudes ou variations atmosphériques qu'elles occasionnent. *L'hiver*, saison froide et humide, est très préjudiciable aux dents : c'est alors qu'ont lieu les bals, les soirées, les spectacles, et que se commettent les plus grands excès : c'est alors que les jeunes dames, pour faire parade de leurs charmes, dans des réunions nombreuses et brillantes, s'exposent à mille dangers, et pour ne pas sortir de mon sujet, je ne parlerai que des maladies de la bouche qu'elles contractent pendant les joies du carnaval. Combien de fois n'ai-je pas vu avec la plus grande douleur, ces jeunes femmes, en robe de bal, s'agiter toute la nuit, et surexcitées par la danse, boire des glaces, des sorbets, se rafraîchir avec leurs éventails. Et quelque temps après, elles sont venues chez moi : les unes, me demander des remèdes contre des maux de dents dont elles ne pouvaient supporter la violence ; les autres pour obtenir des râteliers artificiels, et réparer autant que possible une perte bien cruelle.

Mais l'hiver exerce surtout sa terrible influence sur les organes dentaires du peuple qui vit dans les rues, stationne sur les places publiques et se trouve exposé à toutes les vicissitudes de l'air. L'homme des champs court aussi les mêmes dangers, parce que son corps échauffé par un travail pénible, finit par se mettre en transpiration, et les pores se trouvant ouverts, donnent passage aux agents atmosphériques ; l'hiver est pour le pauvre la saison des fluxions, des tumeurs, et il n'est pas rare de voir de jeunes personnes perdre plusieurs dents du soir au lendemain.

Le *printemps* est la plus saine de toutes les saisons : le froid diminue graduellement, la chaleur atmosphérique augmente aussi par degrés. La verdure naissante, le parfum des fleurs, le chant des oiseaux réjouissent l'homme qui est pourtant sujet aux hémorragies, aux inflammations d'entrailles, des muscles et aux maladies de la peau et des nerfs. Les organes dentaires se trouvent, comme tout le reste du corps, pendant cette époque de l'année, sous l'influence de nombreuses modifications qui s'opèrent à notre insu. Les personnes dont la denture a des prédispositions morbides doivent s'abstenir rigoureusement de choses excitantes, s'astreindre à un régime, à une diète modérée qui contribue beaucoup au bien-être général du corps.

L'été est une saison malheureusement trop féconde en maladies, telles que les inflammations gastriques, les congestions cérébrales, les dyssenteries, les fièvres, et les affections épidémiques. Si on veut passer sain et sauf le temps de la *canicule*, dit Hippocrate, il faut user de précautions particulières. Il n'en est pas de même pour la bouche ; l'été sera toujours très propice aux dents, pourvu qu'on s'abstienne de tout excès ; l'air est dans cette saison peu chargé d'humidité qu'on doit regarder comme l'agent le plus funeste sur le système buccal. Je conseille seulement aux dames d'éviter les transitions trop promptes de la chaleur extérieure à la fraîcheur des appartements : d'user de précautions quand elles prennent des glaces. Les fumeurs doivent se livrer très modérément à leur plaisir habituel, parce que les nerfs se trouvant dans un état de surexcitation , l'abus du tabac pourrait engendrer des odontalgies très violentes.

L'automne dans son commencement a tous les inconvénients et tous les avantages de l'été : sa fin qui est le prélude de l'*hiver* se fait remarquer par les soirées froides et humides , les brouillards qui causent des rhumatismes, des catarrhes, des fièvres, des affections pulmonaires. La transition de la chaleur de l'été au froid de l'hiver est très dangereuse pour les dents. Les personnes qui veulent se prémunir contre les fluxions, les odontalgies aiguës, doivent se couvrir plutôt trop tôt que trop tard de vêtements chauds, prendre une nourriture fortifiante, veiller avec sollicitude à l'entretien de la propreté de leurs dents. Je crois devoir leur conseiller l'usage de mon eau anti-scorbutique qui purifie les gencives et leur donne une grande force de nutrition nécessaire pour entretenir l'harmonie du système dentaire (1).

LOCALITÉS , TERRAINS.

Hippocrate et tous les médecins philosophes de l'antiquité, ont reconnu que la nature du sol, son élévation, son abaissement, ses qualités de sécheresse et d'humidité, exercent sur tous les corps organisés une influence des plus marquées, incessante et dont on ne peut révoquer en doute les effets. Ce que les savants ont écrit depuis le père de la médecine sur cette influence, je puis l'approprier aux organes dentaires. Les terrains bas et humides, où l'air circule peu, constamment chargés de vapeurs aqueuses, des produits , des décompositions végétales et animales, sont très nuisibles aux dents. Tout le monde sait que les gencives sont douées d'une

(1) Se vend chez tous les Parfumeurs.

excessive sensibilité, très accessibles à tous les miasmes qui agissent fortement sur elles; que l'émail se détériore par les émanations fétides qui sont ordinairement d'une nature corrosive et délétère : il est donc incontestable que les habitants des localités basses et humides sont très exposés aux affections buccales, et qu'ils doivent avoir un soin extraordinaire de leurs dents, s'ils veulent les conserver. On remarque dans toutes les parties du monde, que les habitants des bords des rivières, des endroits marécageux sont presque tous édentés, et il est très rare de trouver une belle denture en Hollande, dans le Valais et le Tyrol.

Dans les terrains secs et élevés, l'homme conserve ordinairement ses dents, sans avoir besoin de recourir à de grandes précautions, parce qu'il vit dans une température dont les variations ne sont pas trop subites, parce que l'air y circule librement, que les eaux n'y séjournent pas. Il en est de même dans les plaines vastes, sèches, dont le terrain n'est ni trop gras, ni trop sec, ni trop humide. Celles qui sont parsemées de lacs, de marais ont tous les inconvénients des localités basses et humides dont j'ai déjà parlé. Les habitants des landes sous-pyrénéennes qui vivent sur les côtes de l'Océan sont presque tous édentés ; cela tient aux émanations marécageuses, et aux eaux de la mer qui croupissent dans les terres.

DE L'AIR ATMOSPHÉRIQUE.

Les anciens mettaient l'air atmosphérique au rang des éléments ; la science moderne a démontré qu'ils commirent une grande erreur, et que l'atmosphère est un corps assez composé : c'est un fluide qui enveloppe la terre de toutes parts , jusqu'à une hauteur de soixante mille mètres : il est indispensable à l'entretien de la vie et de la respiration. Cet agent est très puissant sur l'organisation dentaire, et l'hygiène médicale n'a trouvé aucun moyen d'en diminuer la pression.

L'air modérément *chaud* et *sec* augmente l'activité de tous les organes et est très favorable aux dents : l'air trop chaud et trop sec prédispose aux affections nerveuses qui causent très souvent des odontalgies. L'air chaud et humide à la fois, ce qui arrive principalement en été après les orages, est très funeste à la santé en général et aux dents en particulier, parce qu'alors les tissus organiques sont relâchés, l'absorption cutanée plus copieuse, et on sait que les pores du visage correspondant aux gencives, les vapeurs extérieures s'y infiltrent d'autant plus facilement qu'elles sont toujours prédisposées à l'absorption. *L'air froid* et *sec* stimule modérément les organes, affermit le corps, donne de la force aux muscles et exerce sur les dents une influence des plus favorables. *L'air froid* et *humide* rétrécit le système capillaire, gêne la circulation, appauvrit le sang : il engendre les affections des membranes muqueuses, les engorgements des glandes, le scorbut ; en un mot il détériore rapidement l'harmonie dentaire si on n'a soin de se prémunir contre cet agent destructeur. Plusieurs de mes clients ont obtenu les plus heureux résultats de mon eau anti-scorbutique dont les nombreuses vertus préservent la bouche des plus grandes affections.

DES EAUX.

On divise les eaux en trois classes :

1° Eaux pluviales.

2° Eaux courantes.

3° Eaux stagnantes.

L'eau pluviale est légère, douce, limpide , parfaitement pure lorsqu'elle n'a pas été encore en contact avec les habitations et le sol. Les propriétés hygiéniques des eaux pluviales varient suivant les saisons de l'année. Dans le printemps elles purifient la bouche : dans l'été elles rafraîchissent les gencives ; en automne elles renferment très souvent des principes morbides ; en hiver, mélangées ordinairement avec la neige, elles prédisposent aux affections scorbutiques, aux fluxions, à la carie.

Les eaux courantes ou de fleuves, rivières et ruisseaux, sont une boisson très favorable, si on a le soin de les purifier toutes les fois qu'on le juge nécessaire : mais l'humidité qu'elles répandent dans l'atmosphère devient nuisible aux dents lorsqu'elle est trop intense, ce qui arrive dans les endroits où se trouvent des cascades, des chutes d'eau.

Les eaux stagnantes ou de lacs, d'étangs, de marais sont pour les dents l'agent le plus funeste que je connaisse, et tout le monde sait que les marais doivent être regardés comme les localités les plus malsaines; les émanations, les exhalaisons, engendrent le goître, les engorgements des glandes, toutes les affections scorbutiques. Je conseille aux personnes condamnées à habiter ces endroits pestilentiels, de fumer beaucoup, parce que la puissance corrosive de la fumée du tabac fortifie les gencives en les irritant, et les empêche de se tuméfier. Mon eau anti-scorbutique serait encore un préservatif beaucoup plus certain.

L'eau de mer ne peut servir à la boisson de l'homme, parce qu'elle est d'une saveur âcre, amère et salée. Le voisinage de la mer et les voyages au long cours exercent sur tous nos organes des actions très remarquables qui ont été constatées par le témoignage des plus habiles médecins. Cette influence se fait principalement sentir sur l'organisation buccale : les marins et

les riverains de la mer sont presque tous atteints de maladies scorbutiques : leurs gencives
son ordinairement saignantes ; des aphtes couvrent les parois de la bouche, leurs dents se carient ou deviennent branlantes. Cela tient probablement aux émanations corrosives et délétères qui s'élèvent du sein de l'Océan, ou peut-
être à l'usage des viandes salées, principale
nourriture des marins. La fumée de la pipe, la
mastication du tabac leur sont favorables. Je
leur conseille de faire l'essai de mon eau anti-
scorbutique dont plusieurs marins ont éprouvé
les salutaires effets.

Il y a trois ans, je vendis plusieurs flacons à
un capitaine qui partait pour un voyage autour
du monde. A son retour au Hâvre, il m'écrivit
la lettre suivante :

Monsieur,

« Pendant le long voyage que je viens de
faire, aux ordres du gouvernement, plusieurs
hommes de mon équipage ont été atteints du
scorbut. Je me suis souvenu que j'avais acheté
quelques flacons de votre *eau anti-scorbutique*.

Je les ai distribués aux malades dont la guérison a été prompte et presque miraculeuse.
Etonné de cet effet si extraordinaire, je m'en
suis servi par pure précaution, et je n'ai pas
éprouvé la moindre atteinte scorbutique, quoique, pendant plusieurs mois, officiers et matelots aient été réduits à ne manger que des
viandes salées. Croyez que j'éprouve un vrai
plaisir à rendre ce sincère témoignage en faveur
de votre utile invention.

« Agréez, Monsieur.

« Le Hâvre, 14 mai 1845.

—

DES HABITATIONS.

On entend par habitation la demeure habi-
tuelle de l'homme, la *maison*, dont la construction, la position influent beaucoup sur la santé.
Les professeurs d'hygiène générale ont examiné
quelle étendue, quelle élévation doit avoir une
habitation privée : ils veulent qu'elle soit placée

entre cour et jardin, et environnée d'arbres : je ne les suivrai pas dans leurs énumérations; cela m'éloignerait trop de mon sujet. Qu'il me suffise de dire que la position des maisons est souvent la cause principale de plusieurs affections dentaires. Celles qui sont placées près des étangs, des marais en reçoivent nécessairement les émanations malsaines : celles dont la construction est trop basse, ne sont pas bien aérées; celles qui sont trop étroites n'ont pas l'espace nécessaire pour contenir une famille, et les miasmes de la nuit sont très nuisibles pour les dents. C'est surtout dans les villes où on trouve de nombreux individus agglomérés dans de petites chambres, que cette influence funeste se fait sentir. On doit poser comme principe d'hygiène dentaire que la première condition de toute habitation est d'être spacieuse, bien aérée, située à une assez grande distance des cours d'eau, des étangs et surtout des marais. J'ai remarqué que les pêcheurs et les meûniers qui vivent ordinairement en contact avec l'eau, sont sujets aux maladies scrofuleuses, et perdent leurs dents de bonne heure.

DES ALIMENTS.

On désigne sous le nom d'*aliments* toutes substances qui, introduites à l'aide de la mastication dans les organes digestifs, y subissent une modification telle que leurs principes nutritifs peuvent se combiner avec nos organes, en totalité ou en partie.

Les aliments sont *solides* ou *liquides*. Leur choix comprend l'appréciation de leur qualité, de leur digestibilité. La viande et les végétaux forment les deux grandes catégories. Je laisse aux médecins le soin de donner des conseils propres à chaque tempérament pour conserver la santé générale du corps : mon premier devoir est de ne pas m'écarter de mes attributions qui sont toutes spéciales.

Les viandes sont très propres à entretenir les organes dentaires dans un état de propreté qui contribue beaucoup à leur conservation : elles n'opposent pas de grands obstacles à la mastication. Un fait digne de remarque, c'est que tous les animaux carnivores ont les dents très fortes et d'une extrême blancheur.

Les légumes en général sont aussi très propres à maintenir la blancheur et l'émail des dents. Cependant les farineux engendrent quelquefois le tartre et la carie, parce que leurs parcelles, divisées à l'infini, restent dans les interstices des dents et finissent par se corrompre, si on n'a pas le soin de se rincer la bouche lorsqu'on a pris le repas. Les populations qui vivent de châtaignes perdent les dents à la fleur de l'âge, et dans le Limousin il est rare de trouver une jeune fille qui ne soit pas édentée.

Les poissons et les viandes salées sont regardés avec raison comme un poison pour la bouche. Le sel est un corrosif très puissant qui agit fortement sur l'émail qu'il décompose ; d'ailleurs, les salaisons prédisposent au scorbut, et les maladies buccales, qui affligent les ouvriers, ne laissent aucun doute sur cette vérité malheureusement trop réelle.

Les principes d'hygiène dentaire reposent sur les maximes suivantes :

Avoir la précaution de ne prendre ses aliments ni trop chauds ni trop froids. S'ils sont trop chauds, ils surexcitent les nerfs de la bouche, ils irritent les gencives ; s'ils sont trop froids, ils impressionnent très douloureusement les organes dentaires, et on ne tarde pas à voir l'émail se décomposer avec une rapidité effrayante pour faire place à la carie.

Choisir de préférence les aliments doux, rejeter les salaisons dont j'ai signalé les désastres.

Rejeter aussi les légumes acides et les fruits qui ne sont pas d'une parfaite maturité. Il existe dans les campagnes et même dans les villes, une erreur populaire qu'il importe de détruire. J'ai vu de jeunes personnes se nettoyer les dents avec de l'oseille et autres plantes acides : elles se laissaient séduire par la blancheur instantanée qui semblait naître sous leurs doigts, sans songer que cet éclat mensonger serait bientôt remplacé par une affreuse carie. Les acides en général sont très funestes aux dents : n'a-t-on pas pour preuve évidente la douleur qu'on éprouve lorsqu'on a mangé des fruits verts , le malaise qu'on ressent si on veut rapprocher les unes des autres les dents agacées par un acide quelconque, celui des fruits verts par exemple, le vinaigre et autres substances de même nature. La règle d'hygiène dentaire la plus importante consiste donc dans le choix et l'appréciation des aliments; chaque personne doit prendre conseil de la plus ou moins grande sensibilité de sa bouche. Les dents, comme tous les autres organes dentaires, sont naturellement douées d'un certain degré de force vitale qui varie suivant l'âge, le tempérament et les habitudes ou la constitution des individus.

DES BOISSONS.

On comprend sous la dénomination générale de *boissons*, les liquides qu'on introduit dans l'estomac :

1° Pour favoriser la dissolution des aliments solides.

2° Pour exciter les organes digestifs.

3° Pour étancher la soif.

L'eau est la plus commune et la plus utile de toutes les boissons; j'ai déjà parlé des qualités des différentes espèces, et il ne me reste plus rien à dire sur ce point. Je vais maintenant énu-

mérer et apprécier les boissons dites *aromatiques*.

Le thé est un excitant des plus puissants
pour les personnes irritables, nerveuses et qui
ne sont pas habituées à cette infusion. Tout in-
dividu nerveux doit donc s'en abstenir ou n'en
prendre que très modérement, parce que tous
les excitants en général sont funestes à la bouche. On a remarqué que les personnes qui boivent beaucoup de thé ont les dents jaunâtres, et
que pas un Chinois ne pourrait montrer une incisive tant soit peu blanche : les Hollandais,
grands buveurs de thé, sont édentés ou n'osent
pas montrer leurs dents tant elles sont détério-
rées ; chez les Anglais, il n'en est pas ainsi :
chez eux la propreté et les soins de la bouche
contrebalancent les funestes effets de la feuille
chinoise. On doit surtout prendre bien garde de
ne pas boire le thé trop chaud , il surexcite
encore plus fortement; et j'ai dit qu'une trop
grande chaleur détériorait les dents.

Le café porte une très grande excitation dans
les fonctions cérébrales; les jeunes gens, les personnes nerveuses et irritables n'en doivent

prendre qu'avec la plus grande modération ; je donne le même conseil aux individus maigres et d'un caractère ardent, aux femmes enceintes, aux nourrices, aux personnes pléthoriques. Le café exerce sur les dents la même influence que le thé ; pris modérement, surtout par des personnes chez lesquelles le système nerveux n'est pas très développé, il n'est pas très nuisible ; mais en définitive, si on veut conserver ses dents dans tout leur éclat, il est plus prudent de s'abstenir des boissons aromatiques.

BOISSONS VINEUSES ET ALCOOLIQUES.

Les vins rouges, blancs, mousseux, sucrés, sont très favorables aux organes dentaires : ils fortifient les gencives, nettoient les interstices et laissent dans la bouche un doux parfum. Je conseille pourtant de ne pas en faire abus, parce que de même que tous les excès en ce genre nuisent à la santé en général, de même ils sont très préjudiciables à la bouche et y occasionnent des affections très douloureuses.

La *piquette*, mauvaise boisson qu'on obtient en jetant de l'eau sur les marcs et les résidus des raisins et dont on fait une grande consommation dans la Bourgogne, la Champagne, le Berry et les départements du centre, nuit aux dents, parce qu'elle est ordinairement aigrelette et corrosive ; elle altère insensiblement les organes dentaires. Il en est de même de l'*oxcycrat*, boisson composée avec de l'eau et du vinaigre. L'*hydromel*, le *cidre*, la *bière forte*, le *poiré* agacent aussi les dents, parce que la trop grande fermentation leur donne une action très puissante sur l'émail.

L'*eau-de-vie* échauffe la bouche, cause des aphtes et altère l'émail lorsqu'on en boit sans mesure et qu'on la laisse trop longtemps en contact avec les gencives. On doit surtout se méfier de celle qui se vend chez certains marchands des grandes villes, et qui n'est trop souvent que de l'alcool coupé avec de l'eau, coloré avec du caramel, avec infusion de poivre et de gingembre. Les *ratafias*, le *punch*, le *vin chaud*, le *bischoff* sont plutôt favorables que nuisibles aux dents ; mais je ne cesserai de répéter aux personnes qui sont habituées à ce genre de boisson, qu'ils ne doivent jamais le prendre trop chaud, parce que le contact subit d'un calorique à une trop haute température saisit les organes dentaires qui sont, quoiqu'on en dise, d'une extrême sensibilité.

DES VÊTEMENTS.

On désigne sous la dénomination de *vêtements* tout ce qui sert à couvrir notre corps, et qui a pour effet de le préserver du chaud, du froid, de l'humidité. Voulant rester dans ma spécialité, je vais m'occuper principalement des pièces d'habillement propres à la tête, parce que cette partie du corps est le siège des organes dentaires.

Dans l'intérieur des maisons, l'homme peut, sans danger, rester nu-tête; mais lorsqu'il sort, il doit se mettre à couvert des intempéries du froid, des ardeurs du soleil. Quelques personnes ont prétendu que la nature avait pourvu à tous nos besoins de ce côté, en nous donnant pour coiffure une forêt de cheveux. Je ne suis pas de cet avis, et je vois que les hommes civilisés, même ceux qui vivent à l'état sauvage, ont eu recours aux coiffures artificielles. L'hygiène appropriée à cette partie de l'habillement et par conséquent aux organes dentaires, est une étude curieuse et importante; établissons de prime-abord des principes généraux.

Le poids, la trop grande largeur, l'étroitesse, la forme, la nature du tissu de la coiffure, sont souvent très nuisibles et entraînent de graves accidents.

Un chapeau trop étroit, lourd, d'un tissu peu élastique, gêne douloureusement le crâne, empêche les mouvements de la mastication, engendre de violentes douleurs de tête, des odontalgies très persévérantes. Les bonnets de loutre, les turbans, très mauvais conducteurs de calorique, accumulent autour de la boîte crânière une trop grande chaleur, qui détermine parfois des congestions cérébrales, et par suite des odontalgies.

Que faut-il donc pour que la coiffure de l'homme soit en harmonie parfaite avec les lois de l'hygiène dentaire? Je conseille de la choisir plutôt légère que pesante, plutôt large qu'étroite. Pour que l'harmonie cérébrale ne soit pas troublée dans ses fonctions, il faut que le sang puisse circuler très librement.

Dans mes nombreuses expériences, j'ai observé que les hommes qui portent des coiffures lourdes, les militaires dont la tête est surchargée de casques, sont sujets aux odontalgies et perdent leurs dents. Cela tient, je crois, à ce que la circulation du sang se trouvant gênée dans la région cérébrale, lorsqu'il sont sous les armes, il en survient une très grande chaleur, et que se débarrassant ensuite de leurs casques, ils s'exposent aux affections connues vulgairement sous la dénomination de coups d'air.

L'hygiène dentaire veut aussi qu'on ne se serve pas de bonnets trop étroits, de foulards et de mouchoirs trop serrés, pendant la nuit. Il faut que la tête soit constamment dans un état de liberté égal et uniforme.

Les cheveux influent aussi sur les organes dentaires : ceux qui les portent trop longs s'exposent aux mêmes inconvénients que les personnes qui adoptent des coiffures pesantes presque imperméables à l'air extérieur. Ceux qui les portent trop courts, mettent leur tête dans un état de nudité qui la met sous l'influence de l'atmosphère ; la transpiration se trouve souvent arrêtée d'une manière trop subite, il en survient des odontalgies, des fluxions qui entraînent la perte des dents.

Le genre de coiffure adopté par les dames offre moins d'inconvénients. Dans les appartements elles sont toujours nu-tête, et leurs cheveux qu'elles portent généralement dans toute leur longueur, mettent la tête à l'abri des vicissitudes de l'atmosphère. Quand elles sortent, elles ont des chapeaux qui ne gênent en rien la circulation du sang, de telle sorte que la température cérébrale est presque toujours la même pour elles. Cependant, j'ai remarqué que les femmes de la campagne, surtout celles des départements du nord et du centre, se serrent la tête avec des linges et des mouchoirs qui, pressant leurs cheveux contre la boîte crânière, gênent la circulation et ferment tout accès à l'air atmosphérique : aussi sont-elles plus sujettes que les dames de nos grandes villes à tous les genres d'odontalgie, et en trouve-t-on un grand nombre d'édentées.

DES COSMÉTIQUES.

On a donné le nom de *cosmétiques* aux nombreuses préparations destinées à entretenir la
beauté, la force et la fraîcheur du visage; les
cosmétiques se divisent en quatre espèces principales :

1° Liquides;

2° Gras;

3° Onctueux;

4° Pulvérulents.

Malheureusement presque toutes ces préparations, au lieu d'atteindre le but que se sont proposé les inventeurs, flétrissent la peau et détériorent le visage. L'eau seule est un cosmétique
d'excellente qualité; elle rafraîchit, elle fortifie.
Le lait adoucit la peau et lui donne un *poli* qui
en augmente l'incarnat.

Les cosmétiques pulvérulents se composent
de poudres à la violette, à la rose, au jasmin, de
pâte d'amande; ils ne seraient pas nuisibles par

eux-mêmes, mais les parfumeurs y mettent des ingrédiens de nature corrosive.

Le cosmétique onctueux, ou *fard*, se compose ordinairement avec le secours de la chimie, de poudres végétales et le plus souvent minérales, dont l'action est toujours délétère. Je ne parle pas des poudres parfumées dont on s'imprégnait les cheveux à la fin du siècle dernier, l'usage en est tombé avec les perruques et les ailes de pigeon.

Dans tous les cas, je conseille aux dames de se servir, le moins possible, de cosmétiques, je n'excepte que le lait et l'eau légèrement aromatisée. Le plus souvent les parfums dont elles embaument leurs têtes, les fards qu'elles emploient pour donner à leurs joues un incarnat factice, sont des produits funestes obtenus à l'aide de préparations chimiques ; les principes délétères qu'ils renferment, s'infiltrent à travers les pores, accélèrent la chute des cheveux, rident la peau, fanent le teint et causent de violents maux de dents. J'ai soigné plusieurs dames qui, pour avoir abusé de cosmétiques, ont vu leurs dents se couvrir de tartre, se carier avec une rapidité effrayante, et les progrès du mal ne se sont arrêtés qu'au moment où elles ont renoncé aux pommades et aux parfums.

—

DES ÉMANATIONS.

On entend par *émanations* les produits fluides et gazeux, qui s'échappent des matières organiques en décomposition, ou des substances métalliques, qui proviennent aussi des habitations, de l'air, de l'eau.

Sans nul doute, les émanations exercent sur les organes dentaires une influence plus ou moins funeste, selon leur degré d'intensité. Hâtons-nous de dire pourtant qu'elles ne sont pas toutes également dangereuses.

Celles qui proviennent des fleurs, connues plus communément sous la dénomination d'odeurs, causent des vertiges, des maux de tête, des odontalgies.

La vapeur du charbon, les fermentations alcooliques, surtout celles qui sont produites par un mélange de souffre, d'hydrogène, d'ammoniaque, exercent sur les dents une action tout-à-fait délétère et funeste.

Les émanations putrides qui pénètrent en nous par *imbibition* et s'inoculent par la voie des muqueuses, corrompent les gencives et prédisposent aux maladies scorbutiques. J'ai déjà dit que les personnes qui habitent près des marais, des étangs, où la décomposition des végétaux et substances animales se fait continuellement, sont presque toutes édentées à la fleur de l'âge. Il en est de même pour celles qui vivent près des cimetières, des abattoirs; il n'est pas d'organe dans notre corps qui soit plus exposé que la bouche aux funestes effets des émanations putrides. L'hygiène dentaire, n'a pas plus que l'hygiène médicale en général, de règles fixes à ce sujet, elle se borne à prescrire aux personnes dont la denture est menacée, d'habiter des lieux sains, bien aérés. J'aurai d'ailleurs occasion de parler longuement de tous les genres d'émanations, de l'intensité de leurs effets, dans la partie de ce livre consacrée aux artisans.

DES BAINS.

La propreté du corps a toujours été et sera toujours recommandée par les organes de la science médicale. Les bains sont sans contredit, le meilleur moyen de l'entretenir. Les peuples anciens et surtout les Romains en faisaient un usage quotidien.

On prend les bains *chauds*, *tempérés* ou froids, ces trois dégrès de température produisent chacun des modifications particulières dans le système dentaire.

Les bains *chauds* occasionnent la pléthore, le gonflement des veines, l'accélération et l'embarras de la respiration, rendent la tête lourde et surexitant les nerfs dentaires, entraînent parfois des odontalgies.

Les bains frais ou *tempérés* sont toniques et rafraîchissants, sédatifs, réparateurs ; leur influence est favorable aux organes dentaires. Toutefois, il ne faut pas en abuser, parce qu'ils affaiblissent les forces vitales et mettent les nerfs dans une sorte de prostration.

Le bain *froid* doit être interdit aux personnes âgées, faibles, nerveuses, surtout à celles qui ont des prédispositions aux congestions cérébrales : il détermine chez ces individus des spasmes, des contractions qui se transmettent aux dents et deviennent la cause première d'odontalgies qui passent souvent à l'état chronique.

Les bains de rivière et d'eau de mer fortifient les individus dans les cas d'atonie : les bains de mer surtout sont des agents favorables à l'harmonie buccale.

Les *lotions*, les *ablutions*, appliquées sur la tête sont quelquefois un puissant remède contre l'odontalgie. Cependant, il est plus prudent de ne pas y recourir, parce qu'il est un axiome d'hygiène dentaire qui dit que, pour conserver ses dents saines et belles, il faut autant que possible préserver sa tête de l'humidité.

DES SOINS DE LA CHEVELURE ET DE LA BARBE.

Je ne dois pas oublier de mentionner les soins quotidiens que les personnes élégantes donnent à la chevelure et à la barbe. Ces précautions de propreté, ont malheureusement dégénéré chez nous en un excès de coquetterie, tout au plus supportable chez les dames. On emploie mille et mille pommades diverses qui, toutes, comme je l'ai déjà dit, sont funestes aux dents, parce que les cosmétiques, généralement parlant, contiennent des principes délétères. Les personnes qui voudront préserver leurs dents des atteintes les plus grandes, les plus dangereuses, devront éviter avec le plus grand soin d'employer les compositions qui donnent aux cheveux toutes les couleurs désirées ; ces drogues sont un poison violent pour les organes dentaires.

Les soins exagérés de la *barbe* ont les mêmes inconvénients, parce que l'absorption des pores porte les subtances végétales ou minérales jusqu'à l'intérieur des gencives, et y dépose le principe destructeur. Le peigne, la brosse, suffisent pour entretenir la propreté des cheveux et de la barbe. D'ailleurs la conservation des dents vaut ba enipeline qu'on fasse quelques petits sacrifices à la coquetterie.

—

DES TEMPÉRAMENTS OU CONSTITUTIONS.

On entend par tempérament la différence qui existe dans l'organisme entre des individus, du même âge et du même sexe. La médecine reconnaît quatre sortes de tempérament :

1° *Nerveux* ;

2° *Musculaire* ;

3° *Vasculaire et lymphatique* ;

4° *Sanguin.*

Ces quatre tempéraments ont chacun leur action particulière sur les dents, et je vais en décrire les phénomènes.

Chez les individus doués d'un tempérament nerveux, les organes sont impressionnables, les sensations se succèdent avec la plus grande rapidité ; ils ont peu d'embonpoint, peu d'énergie physique. Ce tempérament est propice à l'harmonie dentaire, pourvu que les sujets ne restent pas oisifs, qu'ils choisissent de préférence une alimentation douce, qu'ils s'abstiennent de liqueurs alcooliques, de café, qu'ils modèrent leurs travaux. J'adresse surtout ce conseil aux gens de lettres dont les nerfs sont constamment surexcités par les élaborations intellectuelles.

Le tempérament *musculaire* a pour caractère distinctif, la force, l'embonpoint très prononcé, les articulations bien formées ; il est sujet à l'apoplexie, aux hémorragies, à l'obésité ; les individus doués de cette constitution et qui veulent conserver leurs dents saines et belles doivent vivre très sobrement et boire avec modération. La sensibilité n'est pas très développée chez eux, mais si une trop grande surexcitation venait à ébranler l'organisme, à irriter les nerfs, ils seraient en proie aux odontalgies les plus violentes. Somme toute, les hommes à tempérament musculaire ne perdent leurs dents que très tard.

Le tempérament *vasculaire* ou *lymphatique,* ne ressent qu'à un très faible degré l'influence

2*

des agents extérieurs; il expose aux engorgements des glandes, aux maladies scrofuleuses,
aux atteintes scorbutiques. Les individus lymphatiques ont rarement une belle denture, et
ceux qui habitent les pays froids, marécageux
et humides voient leurs dents se carier presque
aussitôt qu'elles sortent des alvéoles. L'hygiène
de ces individus consiste à leur prescrire les
toniques, les boissons amères, les bains froids,
un grand exercice. On doit même leur conseiller de fumer, parce que les émanations du tabac
fortifient leurs gencives atteintes comme tout le
reste de leur corps d'une atonie continuelle.

Le tempérament *sanguin* quoique moins im-
pressionable que la constitution nerveuse, n'en
est pas moins susceptible des plus fortes émotions; il a pour signe particulier et distinctif:
la teinte vermeille du visage, l'animation de la
physionomie, la force musculaire. Il est très
propice à l'harmonie dentaire; je conseille aux
personnes qui sont sous l'influence de ce tempérament, de s'habiller légèrement, d'éviter les
lieux où il y a foule, de faire tout, en un mot,
pour empêcher le sang d'affluer à la tête en

trop grande abondance , de travailler modérément, d'éviter tous les excès qui leur seraient
beaucoup plus nuisibles qu'aux lymphatiques.
J'ai observé souvent qu'elles sont exposées à
des odontalgies d'une violence si extrême que les
douleurs deviennent insupportables.

Le *tempérament bilieux* que plusieurs médecins regardent comme un *état maladif,* et non
comme une constitution, est nuisible aux organes dentaires, parce que la secrétion de la bile
qui s'agglomère dans l'estomac arrive jusqu'à
la bouche, et j'ai remarqué très souvent que les
personnes bilieuses ont les dents couvertes de
tartre qui renaît à mesure qu'on l'enlève avec
les instruments. Les personnes bilieuses ne doivent négliger aucune mesure de propreté ; pour
elles les brosses, l'eau fraîche sont d'une nécessité indispensable. Mon eau *anti-scorbutique* a
opéré des guérisons merveilleuses, et plusieurs
clients dont les dents étaient presque noires
de tartre, en ont éprouvé les effets les plus salutaires : son action est si puissante et si douce,
qu'elle purifie parfaitement les dents, sans délé-
riorer l'émail.

DES SENS.

On donne le nom de *sens* à certains organes qui reçoivent l'impression plus ou moins directe des objets extérieurs. On en compte cinq. La *vue,* l'*ouïe,* l'*odorat,* le *goût,* le *tact* ou *toucher.*

Les cinq sens jouent sans contredit un rôle très important dans l'économie dentaire.

La *vue,* en nous transmettant l'image des objets qui nous entourent, surexcite les nerfs lorsqu'elle est exaltée, très sensible, comme cela se rencontre très souvent chez les femmes nerveuses. Il existe des ramifications imperceptibles entre le nerf optique et les nerfs dentaires. Je conseille donc aux personnes d'un tempérament nerveux et irritable, d'éviter la trop grande lumière, et de ne pas s'exposer aux rayons du soleil, pendant les chaleurs de l'été : cette imprudence aurait pour résultat des odontalgies dont il n'est pas difficile de prévoir l'intensité.

L'ouïe est naturellement très sensible ; on doit s'efforcer d'en modérer l'action : ainsi les

sons d'instruments discordants, les voix nasil-
lardes impressionnent douloureusement les nerfs,
et il est rare, qu'à la fin de cette surexcitation,
la bouche ne se trouve pas atteinte de douleurs
très aiguës ; choisissons un exemple entre mille.

Que quelqu'un introduise une personne nerveuse, dans un endroit où des musiciens inha-
biles jouent des instruments avec un désaccord
insupportable, cette personne éprouvera des
commotions douloureuses et ressentira le même
malaise qui survient, lorsque les dents sont agacées par des acides, par des fruits verts. D'ailleurs, on ne peut nier les effets des sons sur l'organisation humaine ; ils produisent une émotion
qui agit sur toutes les parties du corps. Ces
effet sont *physiques*, *moraux* et *sensitifs*. Les
femmes enceintes, nerveuses et délicates doivent
éviter les sons trop bruyants.

L'odorat nous transmet les impressions
agréables ou désagréables causées par les odeurs
qui ne sont que des particules imperceptibles,
détachées des corps extérieurs par le vent et
l'air. Les odeurs ont sur le corps en général, et
sur l'organisation dentaire en particulier, un
degré d'action qui varie à l'infini. Les fortes

émanations affectent les nerfs au point que les dents en éprouvent souvent le contre-coup. J'ai vu des dames qui avaient contracté des odontalgies par l'usage fréquent et immodéré des parfums, qui produisent à peu près les mêmes effets que je signale en parlant des miasmes et de leur influence funeste. L'odorat est un *sens* très délicat que la nature semble avoir donné à l'estomac pour lui servir de sentinelle avancée : on doit donc le ménager, et j'ai vu souvent avec regret de jeunes dames se livrer avec passion au tabac à priser, et détruire ainsi lentement la plus douce de toutes les sensations.

Le *goût*, juge suprême et ordinairement infaillible des qualités sapides des diverses substances qui servent à notre alimentation, joue aussi un rôle dans la conservation ou la détérioration des organes dentaires. L'abus des boissons fortes, des aliments de nature excitante est très nuisible aux dents, et j'ai démontré en parlant des nombreuses espèces d'aliments que les femmes surtout ne sauraient être trop prudentes dans le choix qu'elles font, lorsqu'elles sont invitées à des festins où on étale tout l'appareil, les innombrables ressources du luxe cu-

linaire. Pour flatter le goût elles mangent souvent très chaud ou très froid, mâchent des substances âcres et aromatiques ; cette satisfaction
momentanée leur coûte ordinairement la perte
de leurs dents, et c'est payer trop cher un plaisir qui dure à peine quelques minutes.

J'ai connu de jeunes dames anglaises qui ont
perdu leurs dents, pour avoir contracté l'habitude de prendre le thé trop chaud.

Du tact et du toucher. Le *tact* est l'impression que produisent des corps qui touchent un
des points de la surface de notre peau : le *toucher* est la perception, l'analyse plus ou moins
complète de la forme, de l'étendue du corps que
nous touchons : ce sens est très délicat et parfait chez l'aveugle qui n'a pas d'autre guide. Il
agit puissamment sur l'organisation dentaire ;
citons quelques faits :

Qu'une personne dont les occupations ma-
nuelles sont ordinairement délicates touche un
corps couvert d'aspérités, elle éprouvera aussitôt une crispation nerveuse qui se fera surtout
sentir aux dents.

Qu'une dame habituée aux bains, aux gants,

aux parfums, aux lotions, aux cosmétiques doux et onctueux qui conservent la finesse, la délicatesse de la peau, touche du sable, de la terre, des débris de pierre, elle ressentira instantanément une impression presque douloureuse et grincera des dents.

Je conseille donc aux personnes nerveuses et délicates, d'éviter le contact des corps qui les impressionneraient désagréablement, parce que les grincements réitérés imprimeraient aux nerfs dentaires une surexcitation permanente qui dégénérerait en odontalgie ; ce conseil est principalement pour les jeunes dames; car sur la fin de la vie, la dessiccation de l'épiderme émousse considérablement la sensibilité du *tact*.

DE L'EDUCATION PHYSIQUE, EXERCICES, GYMNASTIQUE, MARCHE, DANSE, ETC.

Les exercices du corps ne doivent pas être omis dans ce chapitre consacré aux principes fondamentaux et généraux d'hygiène dentaire ;

ils réagissent sur les dents comme sur toutes les autres parties de la machine humaine.

La marche, les sauts, la course, si on s'y livre immodérément, causent une grande fatigue qui réagit sur les dents d'une manière parfois alarmante.

La danse développe les forces et les agréments extérieurs, lorsqu'elle n'est qu'un délassement momentané ; mais nos dames s'y livrent avec excès, et tous les hivers je donne mes soins à plusieurs qui ont été atteintes d'odontalgies en sortant des salles de bal. Il en est de la danse, comme de tous les autres exercices : elle ne doit être conseillée, qu'autant qu'elle n'est ni un travail, ni une fatigue, ni un plaisir trop prolongé.

L'exercice de la *chasse* est ordinairement trop violent pour qu'il n'occasionne pas de graves dérangements dans quelques-uns de nos organes. J'ai remarqué, en Angleterre surtout, en Allemagne et en France, que les chasseurs les plus renommés, les plus intrépides, perdent leurs dents de bonne heure. Cela tient, j'en suis persuadé, à ce que les chasseurs courant avec précipitation, la tête transpire abondamment lorsqu'ils sont à l'abri du vent : puis en arrivant au sommet des collines, l'air les saisit, et de ce changement subit de température surviennent des odontalgies, des fluxions, des affections dentaires de toute espèce.

La *natation* est parfois funeste, parfois favorable aux dents : elle a tous les avantages et les inconvénients dont j'ai parlé au paragraphe des bains.

La *lutte,* le *pugilat* et autres exercices gymnastiques sont trop violents, pour que les organes dentaires n'en souffrent pas dans le plus grand nombre de cas. D'ailleurs ces exercices sont spéciaux à quelques personnes, et je ne dois m'occuper ici que des généralités.

L'hygiène médicale prescrit aux personnes occupées à des travaux intellectuels et qui vivent sédentaires, le *chant,* la *lecture à haute voix,* la déclamation. Ces exercices n'ont aucune influence funeste sur les dents ; pourtant il ne faut pas s'y livrer avec excès, parce qu'ils entraîneraient les inconvénients que je signalerai dans le cours de ce livre en parlant des chanteurs et des artistes dramatiques.

L'équitation, les *voyages en voiture* n'ont d'autre inconvénient que le danger d'une chute qui peut dégarnir en un instant le râtelier le mieux pourvu des plus riches trésors de la nature.

Les *promenades sur l'eau*, les voyages maritimes sont très souvent nuisibles aux organes dentaires ; je crois l'avoir démontré en parlant des habitations voisines des rivières et des maladies buccales des marins.

DE L'AGE.

La vie de l'homme se divise ordinairement en quatre grandes périodes qu'on nomme *ages*.

1° L'enfance.

2° L'adolescence.

3° La virilité ou l'âge mûr.

4° La vieillesse.

De même que l'hygiène médicale varie pour être appropriée à chaque âge, de même l'hygiène dentaire subit aussi de nombreuses modifications, suivant que les boissons l'exigent.

Aussi, c'est principalement l'enfance qui fournit au praticien mille et mille occasions de montrer son adresse, les connaissances approfondies qu'il a péniblement acquises sur son art. La première dentition, l'éruption des dents permanentes, exigent des soins aussi assidus qu'éclairés. Les personnes qui désireront étudier plus amplement ces deux périodes critiques de l'enfance, trouveront dans l'avant-dernière partie de ce livre tous les documents nécessaires, et je crois ce travail assez complet pour ne laisser aucun détail à désirer.

L'adolescence est à l'abri de tout danger par rapport aux dents ; celles dites de sagesse occasionnent ordinairement de vives douleurs, mais l'éruption n'est jamais dangereuse. L'hygiène dentaire des jeunes gens se borne à leur conseiller d'entretenir, avec un soin particulier, leur bouche dans un état de parfaite propreté.

L'homme parvenu à *l'âge mûr* ne souffre plu

des dents, à moins qu'elles ne soint sujettes à des affections naturelles ou occasionnelles. Il doit, comme l'adolescent, purifier sa bouche de tout contact des corps extérieurs.

La *vieillesse* est le soir de la vie : l'homme arrivé au déclin de l'âge, perd les cheveux, la vue, et les dents résistent rarement à ce choc général avant-coureur de la mort. Ici l'art du dentiste s'arrête et ne va pas plus loin que la science du médecin. L'hygiène dentaire devient impuissante, et il est rare de voir des vieillards conserver leurs dents jusqu'au terme de leur vie.

—

DES SEXES.

On entend par *sexes* l'homme et la femme, ces deux êtres à peu près égaux par les facultés morales, mais dont les caractères physiques sont tout-à-fait différents. Les maladies de l'homme et de la femme ont un caractère particulier, et les lésions dentaires ne font pas exception à cette règle.

L'homme est ordinairement moins sujet que la femme aux maux de dents ; son tempérament plus fort, moins nerveux, moins délicat, le rend moins accessible aux impressions atmosphériques, aux émotions nombreuses dont le principe réside tantôt dans le moral, tantôt dans le physique. D'ailleurs, la perte des dents est un moins grand malheur pour l'homme que pour la femme, parce que la majesté de son visage n'est pas détériorée au dernier degré comme les charmes de la femme qui ont besoin de tous leurs accessoires pour briller avec l'éclat convenable.

L'hygiène dentaire emploie aussi pour les hommes des remèdes plus forts, des opérations qui effraieraient les dames.

La constitution physique de la femme est, sans nul doute, de beaucoup inférieure à celle de l'homme; pendant une grande partie de sa vie elle est sujette à toutes les maladies des enfants. Nerveuse, lymphatique, d'une sensibilité développée au dernier degré, ses organes dentaires sont prédisposés naturellement à la suréxcitation. D'ailleurs le développement de la *puberté,* la grossesse, sont des périodes qui révolutionnent la constitution féminine, et c'est surtout alors que les maux de dents se déclarent plus violents, plus intenses. Vient ensuite ce que les médecins appellent *âge critique*, source de nouveaux dangers, de nouvelles douleurs. Ici l'hygiène dentaire n'a pas, à proprement parler, de règles fixes ; le praticien doit traiter ses clientes en étudiant leur tempérament, en s'informant de leurs penchants, de leurs habitudes, de leurs passions ; ce n'est qu'en prenant ces informations qu'il pourra trouver le remède propre à les soulager.

—

DE LA VIE INTELLECTUELLE.

Toute personne qui se livre aux travaux de l'intelligence, mène une vie intellectuelle. Ces travaux que le vulgaire regarde comme peu pénibles, exercent une influence délétère sur toute l'organisation humaine, et les dents n'en sont pas à l'abri. Le cerveau surexcité par une tension continuelle, finit par devenir très irritable, et les ramifications de nerfs dont il est, en quelque sorte, le point d'arrivée et de départ, agissent par contre-coup sur les organes de la bouche. L'esprit de l'homme fonctionne par trois facultés principales, la *mémoire*, l'*imagination*, la *réflexion*. La mémoire est celle qui fatigue le moins et dont l'action sur les dents est en quelque sorte nulle. L'*imagination* exalte les nerfs du cerveau qui réagissent, comme je l'ai dit, sur les organes dentaires. La réflexion plus calme, moins féconde en excitabilité, nuit rarement aux dents, et les philosophes, les mathématiciens, sont moins que les poètes sujets à se voir édentés à la fleur de l'âge.

DES PASSIONS.

Les diverses affections de l'âme, ou *passions*, exercent sur la santé de l'homme en général, et sur les organes dentaires en particulier, des influences qui varient à l'infini, selon les âges, les tempéraments des personnes , les sexes, les habitudes , les climats. Quelques philosophes définissent les passions, *des désirs impétueux de l'âme qui la poussent à la vertu ou au crime.* Elles enflamment le génie , l'esprit, l'imagination et les sens. J'ai remarqué souvent qu'elles agissent puissamment sur les organes dentaires. La colère engendre des odontalgies, et d'autres passions que je ne dois pas nommer entraînent la perte totale des dents à la suite d'horribles souffrances.

Les *affections* tristes de l'âme telles que la honte, la frayeur, l'inquiétude, la nostalgie, le chagrin opiniâtre , sont presque toujours les causes principales des maladies nerveuses et, par suite, du plus grand nombre des affections dentaires.

DES EXCRÉTIONS HABITUELLES.

Les médecins désignent sous le nom d'excrétions toutes les matières solides ou liquides formées dans l'intérieur du corps, et destinées à en être rejetées ; les unes sont naturelles , permanentes ; les autres temporaires , subordonnées à des circonstances de la vie, à certaines maladies. Elles ont toutes une plus ou moins grande action sur les organes dentaires ; les médecins les énumèrent dans l'ordre suivant :

1° La sueur ;

2° La salive ;

° L'exhalation pulmonaire ;

4° La pituite ;

5° Besoin de cracher, de se moucher.

La *sueur* est l'exhalation qui se manifeste sur toutes parties du corps , toutes les fois que les propriétés vitales de la peau sont augmentées par un exercice violent. Elle influe très puissamment sur les organes dentaires, surtout lorsqu'elle est arrêtée subitement par le passage d'une température chaude à une température froide ; dans ce cas, toute personne est infailliblement atteinte d'une odontalgie qui se développe sous diverses formes, et à divers degrés d'intensité. J'ai connu en Allemagne une jeune femme qui perdit toutes ses dents pour s'être lavée la tête avec de l'eau froide, au re tour de la promenade.

La *salive* est un liquide alcalin, quelquefois légèrement acidulé, destiné à entretenir dans la région buccale l'humidité nécessaire au ramollissement et à l'imprégnation des aliments, à la dégustation, et surtout à l'élaboration digestive. La salive est de toutes les excrétions humaines, celle qui contribue le plus à entretenir la beauté des dents; sans ce liquide bienfaisant les organes dentaires privés de force, se dessécheraient, se couvriraient de carie et tomberaient en morceaux. Une preuve incontestable que la salive est propice aux dents, c'est que la sécrétion salivaire n'est jamais plus abondante que chez les enfants, pendant la période de la première dentition.

On donne le nom d'*exhalation pulmonaire* à la vapeur chaude et humide dont l'atmosphère se charge, toutes les fois que nous rejetons de nos poumons l'air que nous venons d'aspirer. L'hygiène dentaire doit rarement s'en préoccuper ; cependant il est des cas où cette vapeur condensée en mucosités épaisses, nuit aux dents, parce qu'elle y dépose des parcelles de fluide muqueux presque solidifiées.

On désigne ordinairement sous le nom de *pituite*, les matières incolores qu'expectorent en sortant du lit les personnes d'un tempérament lymphatique, surtout lorsqu'elles sont avancées en âge. Ces matières finiraient par devenir nuisibles aux dents, si on n'avait un soin particulier de se nettoyer la bouche tous les matins ; mais avec certaines mesures de propreté, on n'a rien à craindre de ces excrétions qui deviennent inoffensives pour les organes dentaires.

Le *besoin de cracher et de se moucher*, sont aussi classés parmi les excrétions habituelles. Le premier de ces besoins qui tient à un dérangement des fonctions pulmonaires, n'a, à proprement parler, aucune influence sur les dents. Le besoin de se moucher qui est déterminé par l'accumulation du mucus pituitaire dans les fosses nasales, exerce une certaine action sur les organes dentaires ; mais dans aucun cas, cette action n'est assez puissante pour déterminer des modifications tant soit peu dangereuses.

Je ne parle pas des excrétions temporaires quoiqu'elles aient une très grande influence sur le système dentaire : cette appréciation appartient plus particulièrement à la médecine. Je me contenterai de dire que les plaisirs charnels contribuent souvent à la perte des dents, soit en affaiblissant le corps en général, toutes les fois qu'on en abuse, soit parce qu'ils sont souvent la cause de certaines maladies dont l'action se fait cruellement sentir sur la région buccale. Les parents doivent veiller sur leurs enfants avec la plus grande sollicitude, à l'époque critique de la puberté.

DE L'ÉDUCATION, DU TRAVAIL INDUSTRIEL.

L'éducation varie selon le but que se proposent d'atteindre les parents ; les enfants qu'on destine aux professions libérales, reçoivent une éducation à la fois intellectuelle et physique. Malheureusement on n'agit pas assez directement sur l'organisation, on ne surveille pas le développement du corps, et cette négligence pour le bien être physique réagit, plus qu'on ne pense, sur les organes dentaires. En effet, les enfants agglomérés dans des salles y respirent un air lourd et vicié; lorsqu'ils sortent de ces salles, ils se trouvent subitement en contact avec l'air extérieur : c'est à cette transition d'une température froide à une température chaude, qu'il faut attribuer les fluxions et les odontalgies de toute espèce qui tourmentent les enfants.

Le matin lorsqu'ils se lèvent, les élèves de tous les colléges se lavent la tête avec de l'eau froide; je sais bien que cette lotion partielle tonifie les organes cérébraux, mais elle les saisit trop vivement et détermine très souvent des odontalgies. Un autre cas de négligence que j'ai à signaler, c'est l'incurie que l'on met à surveiller les enfants lorsqu'ils prennent leur repas; ils mangent des aliments très chauds et boivent presque instantanément de l'eau glacée. Il en résulte que les dents douloureusement affectées se carient, parce que, soit que l'émail n'ait pas encore acquis toute sa consistance, soit que les gencives aient encore une sensibilité propre à déterminer la surexcitation, les organes dentaires résistent rarement à ces excès réitérés. Je dois aussi signaler comme causes d'odontalgies chez les enfants, les exercices violents qu'ils prennent dans les cours des colléges, aux heures de récréation. J'en ai vu qui, couverts de sueur, s'exposaient aux courants d'air, à des ventilations factices et se prédisposaient ainsi à des douleurs de dents très violentes. Je ne cesserai de dire que l'éducation physique des enfants, dans les colléges et dans les familles, ne saurait être trop surveillée.

L'éducation intellectuelle est parfois aussi préjudiciable aux enfants que les exercices violents, et la transition subite d'une température à une autre. Le développement de l'intelligence lorsqu'il est forcé, influe d'une manière funeste sur le développement de tous les organes, et les dents n'échappent pas à cette influence. On doit bien se garder de trop prolonger le travail des enfants dont la constitution est faible, dont les organes digestifs fonctionnent péniblement. On les exposerait à toutes les affections dentaires dont je parlerai dans la seconde partie de ce *Ma-*

nuel, consacrée aux savants, aux gens de lettres, aux artistes Le travail intellectuel doit être modéré pour le premier âge, parce que dans ce cas il favorise la santé générale du corps, produit un dégagement de calorique considérable, surtout vers le cerveau qui se perfectionne, se fortifie comme tous les autres organes. Un travail intellectuel, excessif, produit, surtout chez les enfants, l'irritation, la congestion, la mélancolie, la névralgie, dont les effets réagissent immédiatement sur la région buccale.

Il me resterait encore à parler de l'influence du système pénitentiaire sur les dents de l'homme en général. Mais la catégorie des prisonniers se rattache en quelque sorte aux individus que j'ai signalés comme habitant des lieux malsains, mal aérés D'ailleurs, depuis quelques années, on s'occupe si activement de la réforme des prisons, qu'il y a tout lieu de croire, que l'humanité n'aura plus à déplorer les accidents, les maladies cruelles qui affligeaient autrefois les individus frappés par la justice.

Le repos, le sommeil, ont aussi quelque influence sur l'organisation dentaire; mais comme cette influence est presque toujours favorable, je crois qu'il est inutile d'en parler.

Les principes généraux et fondamentaux d'hygiène que je viens d'énumérer, sont le résultat quotidien de mes longues expériences. C'est en notant les faits de chaque jour, que j'ai pu faire ce livre au milieu des grandes occupations qui absorbent presque tout mon temps : j'ai cru que c'était le seul moyen infaillible pour arriver à des observations, à des doctrines sûres pour conserver des dents saines et belles.

Je vais maintenant, toujours guidé par mon expérience de chaque jour, parcourir l'une après l'autre toutes les professions, depuis le savant le plus illustre, jusqu'à l'artisan le plus ignoré : car tous les hommes quels qu'ils soient, dans quelque position sociale qu'ils se trouvent, ont des droits égaux à la sollicitude, anx soins, à l'enseignement des personnes qui étudient le grand art de conserver les divers organes dont le fonctionnement harmonique constitue ce que la science appelle *forces vitales*.

On comprendra facilement qu'ayant à passer en revue les nombreuses catégories d'individus qui occupent dans le monde diverses positions, qui se livrent à des travaux de toute espèce, il m'a été impossible d'éviter ce qu'on appelle les répétitions ou redites; en effet, les hommes, quelle que soit leur condition, quelles que soient leurs occupations, sont sujets, généralement parlant, aux mêmes affections; elles ne diffèrent que dans les symptômes, les développements. Ce sont ces nuances que j'ai cherché à étudier, à apprécier, au point de vue de la science dentaire, et une pareille appréciation était hérissée de difficultés.

HYGIÈNE DENTAIRE A L'USAGE DES PROFESSIONS INTELLECTUELLES.

PREMIÈRE SÉRIE.

Les Savants.

I.

LES PHILOSOPHES.

Par leur genre d'études abstraites et contemplatives, les philosophes tiennent dans un exercice continuel les organes de l'intelligence. Toujours préoccupés du but de leurs recherches, peu soigneux de leur corps, de leur santé, et, à plus forte raison, négligeant presque toutes les mesures de propreté, ils sont sujets à perdre leurs dents, soit par incurie, soit par suite de surexcitation nerveuse. On m'objectera que Platon, le roi des philosophes,

était beau comme Apollon et fort comme **un**
athlète ; mais je puis répondre que l'école cy-
nique et même celle de Pythagore s'occupaient
peu de conserver la santé et la beauté du corps.
Cette négligence a été contagieuse ; elle semble
s'être perpétuée par tradition, car les philosophes du xviiiᵉ siècle, sauf quelques exceptions,
et mêmes les philosophes de nos jours, se préoc-
cupent rarement des soins corporels. On sait
cependant que la propreté est le premier agent
conservateur des dents ; que ces organes exigent des soins particuliers, quotidiens, inces-
sants, si on veut les maintenir dans leur beauté
primitive. En outre, les occupations intellectuelles des philosophes absorbent tellement les
forces physiques du cerveau, qu'il y a presque
toujours irritation dans cette partie de leur
être. Aussi je conseille aux successeurs de Platon et de Socrate de modérer leurs études, de tâ-
cher de mettre quelques intervalles entre les
heures consacrées à leurs travaux ; je leur prescris, avant tout, la propreté de la bouche, s'ils
tiennent à ne pas être édentés dans la force de
l'âge; il ne convient pas que des hommes qui s'occupent principalement de l'étude de la Divinité,

du monde, de leurs semblables, se montrent insouciants pour la conservation des dents, indispensables à la beauté du visage : il ne suffit pas d'embellir l'esprit par des connaissances acquises, d'enrichir l'âme par la pratique de la vertu, il faut encore maintenir les dons physiques qui nous ont été accordés par la Providence dans le plus bel état de conservation possible.

Repos, surtout propreté, lotions quotidiennes à la bouche, régime doux, voilà où se borne l'hygiène dentaire pour les philosophes.

II.

LES HOMMES D'ÉTAT.

Je comprends sous cette dénomination toutes les personnes qui s'occupent de la science du gouvernement, et y prennent une part plus ou moins active. L'énumération partielle en serait trop longue; d'ailleurs le genre de vie étant à peu près le même pour tous, l'hygiène ne subit que de très légères.modifications.

Les hommes d'État, quelle que soit la nature de leurs fonctions, de leurs attributions, consacrent ordinairement leurs journées et même une partie de leurs nuits à des travaux de cabinet. Les veilles, les inquiétudes, et très souvent les désirs non satisfaits d'une ambition insatiable, les rendent très accesibles à toutes les affections névralgiques : quelques uns dont le caractère haineux s'est développé successivement par suite de contradictions, sont sujets aux attaques bilieuses; d'autres enfin trouvant dans l'exercice du pouvoir des moyens faciles pour assouvir tous les plaisirs, s'y livrent avec l'effervescence de la jeunesse.

Ces trois catégories ont des prédispositions particulières aux maux de dents.

Les premiers, naturellement nerveux, souffrent beaucoup d'odontalgies aiguës.

Les seconds, dont la bouche est sans cesse en contact avec les émanations bilieuses de l'estomac, ont les dents couvertes de tartre et même cariées.

Les derniers s'exposent par leurs excès à perdre les organes dentaires par les maladies dont j'ai parlé dans mon chapitre préliminaire, sur l'hygiène dentaire en général.

Les hommes d'État, tels que les ministres, passent très souvent les nuits sans dormir, siégent toute la journée aux Chambres pour y soutenir des discussions souvent très orageuses. On conçoit sans peine que ce genre de vie plein d'effervesence, de passions, d'agitations de toute espéce, ébranle le système nerveux et nuit par conséquent au maintien parfait des dents, de leur émail, de leur beauté.

Il en est de même des hauts administrateurs, dont les fonctions sont, à quelque chose près les mêmes; passant la moité de leur vie dans l'inaction physique, assis devant leur bureau, ils contractent toutes les maladies qui affligent les hommes voués ou plutôt condamnés aux professions intellectuelles. Ils digèrent mal, leurs muscles s'affaiblissent, ils deviennent sujets à des névroses et par conséquent à des odontalgies.

L'hygiène dentaire pour les hommes d'État consiste en un régime doux et uniforme, à attirer autant que possible le sang aux pieds, à se laver régulièrement la bouche tous les matins avec de l'eau fraîche, légèrement aromatisée avec des substances à la fois émollientes et toniques.

Je dois aussi parler des ambassadeurs, des chargés d'affaires, des consuls ; ces hauts fonctionnaires de l'État sont plus sujets que les autres aux lésions des organes dentaires ; le changement de climat, le séjour dans un pays froid, le passage subit dans une région presque tropicale, nuisent essentiellement aux organes dentaires et en accélèrent la chute. J'ai connu un jeune consul qui, ayant longtemps habité une île de l'Amérique espagnole, fut envoyé dans un port du nord de la Russie. Deux ans après, il revint à Paris atteint du scorbut ; il avait déjà perdu quelques dents, et ce ne fut qu'avec beaucoup de soins que je parvins à conserver celles qui lui restaient.

L'hygiène dentaire pour les hommes d'État et chargés d'affaires ne peut avoir de règle fixe, pas plus que pour les voyageurs ; ils doivent varier leurs soins et les approprier à l'atmosphère du pays qu'ils vont habiter.

III.

LES ASTRONOMES.

Presque tous les savants travaillent le jour,
et les veilles ne sont que des exceptions. Mais
les astronomes, voués à l'étude des astres, étudient ordinairement lorsque nous nous livrons
au sommeil. C'est pendant les froides nuits de
l'hiver, lorsque le ciel est pur, et pendant les
belles nuits d'été qu'ils suivent, étudient la
marche des corps célestes. On conçoit sans
peine que ces savants exposés aux intempéries de l'air, éprouvent, surtout lorsque la saison est rigoureuse, les funestes effets de l'atmosphère chargée d'une humidité glacée. D'ailleurs les études nocturnes sont très préjudiciables à la santé du corps en général, et aux
organes dentaires en particulier. Les astronomes
sont sujets à des fluxions dont on ne peut sou-

vent maîtriser l'intensité, et qui finissent par engendrer la carie de la partie osseuse des dents. J'ai aussi remarqué quelques cas de fistules.

L'hygiène dentaire prescrit aux astronomes, de bien se couvrir la tête et tout le corps, pour le mettre à l'abri du contact trop vif de l'air atmosphérique; il importe surtout que leurs pieds soient maintenus dans un état de température chaude. Les lotions pour entretenir la propreté de la bouche, quelques essences toniques, surtout anti-scorbutiques, maintiendront leurs dents belles et saines jusqu'à la dernière vieillesse.

IV.

LES MATHÉMATICIENS.

Le travail des mathématiciens est à peu près le même que celui des astronomes; il n'y a de différence que dans le but et dans le mode de procéder.

Le mathématicien travaille dans son cabinet, ordinairement debout, attitude très favorable à la digestion, à la circulation du sang et à la santé en général, et par contre-coup au bien-être, à la conservation des dents. Néanmoins toutes les personnes qui s'occupent de mathématiques transcendantes, surtout de leur application à l'étude des sciences physiques, sont sujettes aux névralgies que déterminent ordinairement les études abstraites, D'ailleurs, les mathématiciens, continuellement préoccupés de leurs solutions de problèmes, se dispensent trop facilement des soins de propreté, et leurs distractions proverbiales les exposent à mille accidents qui peuvent devenir très nuisibles pour les organes dentaires.

L'hygiène pour les mathématiciens est la même que celle des astronomes ; je leur conseille d'une manière plus particulière de veiller à l'entretien de la propreté de la bouche, sans laquelle la denture la plus parfaite, la plus belle, ne tarde pas à recevoir les atteintes délétères des aliments, de l'air et des substances extérieures.

V.

LES NATURALISTES.

Les naturalistes forment deux classes : 1° ceux qui ne s'occupent que théoriquement de l'étude de la nature ; 2° ceux qui joignent la pratique à l'étude.

Les premiers rentrent dans la catégorie générale des savants ; et l'hygiène dentaire est la même.

Les seconds, presque toujours en contact avec les corps des animaux, avec des substances minérales ou végétales, en reçoivent des atteintes plus ou moins puissantes, favorables ou nuisibles.

Il est certain qu'un naturaliste occupé à disséquer un quadrupède quelconque, absorbe les émanations qui s'en échappent à chaque instant, et ces émanations portent principalement sur les organes dentaires, parce que les pores de la

bouche sont d'une nature absorbante bien déterminée. Tout le monde sait que l'immortel
Cuvier eut le courage et la patience de passer
plusieurs jours et plusieurs nuits à disséquer la
trompe d'un éléphant mort, pendant les fortes
chaleurs de l'été. On ne peut imiter ce zèle et
ce dévouement pour la science sans s'exposer à
de graves dangers qui réagissent comme la plupart de toutes les affections buccales. Les études
du naturaliste ont donc les inconvénients des travaux des savants en général, et ceux plus graves
encore de la putréfaction, ou des émanations fétides qu'exhalent les corps qu'ils touchent à
plusieurs reprises pour les étudier et les connaître.

J'ai connu un naturaliste allemand, qui, après
avoir disséqué pendant plusieurs jours, eut la
bouche envahie par des aphtes dont il nous fut
très difficile d'arrêter les progrès. Depuis que
j'habite Paris, j'ai eu occasion de soigner plusieurs jeunes naturalistes atteints de scorbut,
d'aphtes , de fistules , d'inflammations, dans
toute la région buccale.

L'hygiène dentaire des naturalistes prescrit
des lotions renouvelées plusieurs fois par jour,

des gargarismes avec de l'eau fraîche aromatisée avec des toniques. J'ai obtenu des résultats très favorables avec mon eau anti-scorbutique, spécifique puissant pour raffermir, purifier les gencives et préserver l'émail des premières atteintes de la carie.

VI.

LES MINERALOGISTES.

Si la dissection des animaux est funeste aux organes dentaires des naturalistes, les émanations des minéraux ne le sont pas moins aux savants qui s'occupent de travaux et d'études minéralogiques. Parmi les minéraux, il en est un très grand nombre qui exercent une action délétère sur les facultés physiques de l'homme et quelques uns plus spécialement sur les dents, les gencives et toute la région buccale. L'antimoine, le régule, le plomb suffisent pour réduire les dents à un état morbide très alarmant.

Je puis citer à l'appui de mon assertion le triste et déplorable exemple des ouvriers employés aux mines d'antimoine et qui perdent toutes leurs dents au bout de quelques mois; des fondeurs en caractère dont la denture ne tarde pas à être détériorée par les funestes émanations du régule ; des victimes des plaisirs vénériens, qui perdent les dents et les cheveux, parce que la médecine n'a pas encore trouvé de remède plus actif , plus puissant que les potions mercurielles.

Mais pourquoi chercher à prouver une vérité si incontestable que personne, jusqu'à ce jour, n'a osé la révoquer en doute. La médecine a toujours reconnu que les minéraux exercent une influence très puissante, tantôt favorable, tantôt très funeste sur le corps humain ; les dentistes les plus célèbres ont admis la même influence et en ont signalé l'intensité.

L'hygiène dentaire est insuffisante dans plusieurs cas pour les minéralogistes, parce que les dangers auxquels ils s'exposent chaque jour sont trop nombreux pour qu'on puisse les prévenir. Cependant l'art du dentiste a fait de si grands progrès, depuis quelques années, que nous possédons quelques préservatifs d'une très grande efficacité.

Le premier conseil que je donne aux minéralogistes est de soustraire, autant que possible, leur bouche aux émanations des minéraux qu'ils étudient ; si, malgré cette précaution, ils sont atteints d'aphtes, d'affections scorbutiques, de tumeurs, de fistules, l'hygiène dentaire leur prescrit des lotions fréquentes, des gargarismes avec de l'eau fraîche, aromatisée de substances toniques anti-scorbutiques ; ils doivent dans les cas où ils se croient menacés de carie, faire usage d'une brosse douce qui, sans altérer l'émail, enlève des interstices dentaires toutes les matières hétérogènes qui pourraient engendrer corruption ou corroder rapidement la partie osseuse(1).

(1) Je suis inventeur d'une brosse qui remplit parfaitement ce but. Cette brosse, connue dans le commerce sous le nom de Brosse-Rogers, n'a de soies fortes que dans le milieu ; les soies des parties latérales sont très douces, ce qui donne la possibilité de nettoyer parfaitement les dents sans les déchausser ni gêner les gencives.

VII.

LES BOTANISTES.

La botanique doit avoir des charmes cachés, des plaisirs bien vifs, puisque toutes les personnes qui s'adonnent à cette science, s'y livrent avec passion. Je ne connais pas de savants, d'artistes, qui se passionnent pour leurs études, pour leur art, comme le botaniste pour ses plantes et ses fleurs.

Qui croirait, au premier abord, que l'étude de la botanique, poussée à l'excès, devient très nuisible aux dents? pourtant, c'est un fait constant et avéré.

Le botaniste, pour découvrir une espèce nouvelle, une fleur inconnue, un graminé non encore éclos, brave la fatigue, la pluie, le froid, la chaleur la plus accablante ; il s'enfonce dans les marécages, se perd dans les forêts, et escalade les plus hautes montagnes. Dans les marais, il absorbe des émanations fétides qui détériorent les organes dentaires ; dans les forêts, il est exposé à l'humidité, à une fraîcheur presque glaciale, à une température qui change de la vallée à la colline, de la colline à la vallée : personne n'ignore que ces changements subits causent des fluxions, des tumeurs, qui se changent ordinairement en fistules, si on ne s'empresse pas de recourir à l'art du dentiste. Pour franchir les montagnes, le botaniste, quoique sa marche soit très lente, fatigue beaucoup, transpire abondamment : arrivé au sommet des pics, il est saisi par le vent, ordinairement très froid, qui souffle dans ces hautes régions ; de là surviennent les *coups-d'air*, les fluxions, les odontalgies. L'habitation d'un botaniste est ordinairement encombrée des fruits de ses pérégrinations quotidiennes : les plantes et les fleurs qui se dessèchent dans l'intérieur d'un petit appartement, le remplissent de leurs émanations diverses : ces odeurs flattent d'abord l'odorat, et un tel lieu ressemble en quelque sorte à une cassolette. Mais ces émanations continuelles finissent par surexciter les nerfs, attirent le sang à la tête qui devient fiévreuse, et les organes dentaires dont elle est le siège participant à la surexcitation, en reçoivent des atteintes qui se changent bientôt en affections douloureuses. D'ailleurs, parmi les plantes et les fleurs, il en est beaucoup qui renferment des principes corrosifs et délétères qui, absorbés par les pores de la bouche, ne tardent pas à exercer sur les dents leur influence funeste. Une cause aussi de dépérissement pour les dents est l'habitude qu'ont les botanistes de goûter à la plupart des plantes, et, par distraction, d'en oublier quelquefois dans la bouche des parcelles pernicieuses.

L'hygiène dentaire prescrit aux botanistes de ne pas séjourner longtemps dans les marais, surtout pendant l'été, parce que, pendant cette saison, les émanations sont plus fétides, plus fécondes en substances, résultat de la putréfaction;

De se reposer de temps en temps avant d'arriver au sommet des montagnes : ils éviteront ainsi la transpiration qui, subitement interrompue par un vent glacial, a toujours des suites très funestes ;

De tenir les fenêtres de leurs herbiers continuellement ouvertes, pour que les émanations des fleurs et des plantes ne se concentrent pas dans l'intérieur. Quant aux préceptes généraux d'hygiène dentaire, ils sont les mêmes pour eux que pour les autres hommes qui s'occupent de science.

VIII.

LES CHIMISTES.

Sans cesse occupés de la décomposition et de la récomposition des corps, les chimistes reçoivent les émanations minérales, les gaz, les fluides qui s'échappent des alambics. Ces émanations influent souvent sur leur santé, sur les sens, et particulièrement sur les dents qui reçoivent des atteintes funestes de toutes les substances minérales. Les gencives se tuméfient, l'émail se décompose, et j'ai connu un chimiste hollandais qui perdit toutes ses dents en faisant des expériences avec du mercure. Parmi les substances qu'élaborent les chimistes, il en est un trop grand nombre qui détruisent rapidement les organes dentaires, pour que je puisse les énumérer dans ce livre, les classer d'après leur degré d'intensité. D'ailleurs, les chimistes connaissent aussi bien que moi les propriétés des corps. Mon devoir envers eux se borne donc à les avertir des dangers qu'ils courent pendant leurs élaborations, à les prémunir contre des maux cruels qui détériorent leur bouche.

L'hygiène dentaire, dans cette circonstance, n'a pas de règles fixes : l'observation, l'expérience de chaque jour, révèlent les précautions qu'il faut prendre. Je conseille fort encore aux chimistes de soustraire, autant que possible, la région buccale aux émanations minérales, aux gaz qui, pour la plupart, renferment des éléments de maladies, et ont une forte action sur les organes dentaires ; enfin, de se gargariser la bouche après leurs manipulations.

IX.

LES PHYSICIENS.

Les physiciens, comme les chimistes, sont presque toujours en contact avec des substances dont les émanations sont fétides, corrosives, délétères. Les expériences électriques qu'ils font très souvent nuisent beaucoup aux dents. Ils passent une grande partie de leurs journées au milieu des fioles, des alambics, des fourneaux, des liquides, des minéraux, des substances végétales et animales qui sont l'objet fondamental de leurs études. Doit-on s'étonner après cela, que les organes dentaires des physiciens soient exposés à mille dangers, à mille maladies ? J'en ai connu plusieurs qui étaient édentés, à la fleur de leur âge ; d'autres atteints de douleurs dans la région buccale, qui avaient tous les symptômes du scorbut. Les aphtes, la tuméfaction des gencives, la décomposition de l'émail, la carie rapide de la partie osseuse des dents, tels sont les effets, souvent déplorables, des travaux du physicien trop longtemps prolongés.

Initiés aux secrets de la nature, connaissant toutes les substances, leurs propriétés salutaires ou malfaisantes, ils ont peu besoin de mes conseils pour se mettre à l'abri du danger ; je leur dirai pourtant, que les lotions quotidiennes avec de l'eau fraîche aromatisée avec des toniques, et surtout l'usage fréquent de mon *eau anti-scorbutique*, leur sera très favorable, parce qu'elle fortifie les gencives, les raffermit, retrécit les pores et les rend moins accessibles aux émanations exérieures.

X.

LES MÉDECINS.

La vie du médecin est constamment exposée à mille dangers. Cette vie de dévouement, je dirai même d'abnégation continuelle, se passe dès le début de la carrière scientifique, au milieu des émanations putrides et fétides des hôpitaux, des prisons, au milieu des miasmes des amphi-théâtres.

Je priai dernièrement un docteur célèbre de me donner son avis sur l'hygiène dentaire appropriée à la profession médicale ; je reçus la lettre suivante :

« Monsieur et ami,

« Vous me demandez quel est mon avis sur l'hygiène dentaire appropriée aux médecins ; je vous avouerai que je n'ai pas fait des études spéciales sur cette partie de la science. Néan-moins, pour faire preuve de bonne volonté, et pour vous témoigner ma reconnaissance pour le plaisir que j'ai éprouvé en lisant votre *Ency-clopédie du Dentiste,* dont vous avez bien voulu m'envoyer un exemplaire, je vous écris cette lettre où j'expose très brièvement mon opinion sur l'hygiène qui convient aux médecins. Vous en tirerez les inductions que vous jugerez con-venables.

« Les diverses conditions ou positions socia-les qu'on appelle professions, ont des maladies qui leur sont propres ou particulières. Je n'ai à m'occuper que des travaux intellectuels.

« Dans mes expériences médicales, j'ai remarqué que les personnes qui se livrent aux sciences, aux lettres, aux arts, sont chétives, pâles; que chez elles, la taille prend rarement un fort développement; elles digèrent difficilement, leur estomac est très paresseux, elles sont sujettes aux gastralgies. J'attribue cela à leur vie sédentaire qui affaiblit les mouvements musculaires, qui gêne la circulation du sang, la respiration. Continuellement immobiles, dans une attitude pénible, sous le poids des préoccupations les plus graves, les hommes voués aux travaux intellectuels souffrent d'engorgements abdominaux, de constipations qui résistent parfois aux traitements les plus sévères. Leur cerveau étant continuellement tendu, cette tension donne lieu à des céphalagies, à des névroses qui réagissent sur le cœur dont les pulsations sont tantôt lentes tantôt précipitées. Un physiologiste a dit avec raison que l'hypocondrie est la maladie des gens d'esprit. Cette prédisposition tient à des désirs violents et non satisfaits, à des élans d'ambition avortée. La tristesse, la mélancolie, a méfiance, l'irritabilité, compagnes inséparables des affections nerveuses, dégénèrent d'abord en hypocondrie et souvent en manie.

« Telles sont les principales affections des savants, des littérateurs, des poètes, en un mot des personnes chez lesquelles le raisonnement et l'imagination jouent un grand rôle.

« Les avocats et les médecins ont aussi des prédispositions particulières à certaines maladies. Les avocats, dans les luttes du barreau, contractent souvent des toux violentes, des affections pulmonaires, et sont généralement exposés à toutes les maladies qui atteignent les organes de la circulation et de la respiration. J'ai remarqué chez eux plusieurs cas de phthisie et d'anévrisme.

« Arrivons aux médecins. Ici, Monsieur, les dangers sont plus nombreux, plus imminents que dans toute autre profession. Pour vous en convaincre, il me suffira d'esquisser rapidement la carrière scientifique et pratique d'un médecin. A peine admis dans les écoles, le jeune élève est condamné à passer presque toutes ses journées dans les hôpitaux, où il est sans cesse sous l'influence terrible de l'action qu'exercent sur les tempéraments les plus robustes les maladies épidémiques, pestilentielles, contagieuses. Appelé plus tard aux amphithéâtres, il y respire les miasmes des cadavres en putréfaction. Muni de son diplôme de docteur qui lui a coûté tant d'études, de travail, de veilles, de dangers, il se jette dans le monde et commence sa carrière médicale. Ici, de nouveaux périls, de nouveaux sacrifices. Toujours en contact avec les malades, il parcourt en peu de temps le cercle de toutes les infirmités humaines. Combien de mes confrères n'ont-ils pas été enlevés, à la fleur de l'âge, par des maladies contractées près des lits de douleur de leurs clients? Pour le médecin, point de repos assuré; ses jours, même ses nuits, il les doit aux malades. Lorsque tout le monde repose d'un paisible sommeil, le médecin, éveillé en sursaut, est obligé par les devoirs que lui impose sa noble profession, de se lever à l'instant, et d'aller passer près de ses malades de longues heures que d'autres consacrent au plaisir ou au repos. Vous comprendrez sans peine que cette agitation continuelle influe beaucoup sur la santé des personnes vouées à la profession médicale D'ailleurs, les mœurs, les habitudes du méde-cin doivent nécessairement être graves et sévè-res ; il est difficile en effet d'être gai lorsqu'on va toujours au milieu de personnes qui endu-rent toutes les douleurs dont est affligée l'espèce humaine. Aussi, le médecin est-il habituelle-ment triste et mélancolique. On me dira que l'homme s'habitue à voir avec indifférence des choses qui causent d'abord de fortes émotions. Je ne prétends pas nier les effets de l'habitude, mais il n'en est pas moins constant que la mé-decine est une des professions les plus graves, les plus solennelles.

« Je vous laisse à juger, Monsieur, quel ef-fet doivent produire sur notre organisation dentaire nos occupations quotidiennes ; je dési-rerais pouvoir vous donner les documents que vous me demandez ; mais je crois que vos longs travaux, vos études consciencieuses, votre expé-rience éclairée par des faits plus nombreux, vous en ont plus appris, que ne pourrait vous en révéler un médecin qui ne s'occupe que de phthisies, de fièvres cérébrales, de névroses et autres maladies. »

« Agréez, monsieur.....

« *Paris, 5 mai 1845.* »

Certes, d'après la lettre du savant docteur qui m'honore de son amitié, il ne me sera pas difficile de tracer l'hygiène dentaire qui convient aux successeurs d'Hippocrate et de Galien. Ils doivent d'abord se prémunir contre les miasmes et les exhalaisons fétides que j'ai signalés comme les agents les plus destructeurs de la beauté des dents. Ils connaissent trop bien les diverses substances et leurs propriétés pour avoir besoin de mes indications. Je leur conseille de se prémunir contre les atteintes de l'air, lorsqu'ils sont obligés de sortir la nuit. Je recommande aux élèves, lorsqu'ils dissèquent des cadavres dans les amphithéâtres, de se munir de chlore, de camphre, de se garder d'approcher de leur bouche les instruments dont ils se servent ; la langue, les gencives et les voiles du palais absorberaient promptement le virus cadavérique. J'ai soigné un élève de l'école de Paris qui a failli perdre toutes ses dents pour s'être piqué légèrement la lèvre inférieure avec le scalpel dont il se servait pour étudier la bouche d'une femme atteinte de nécrose buccale. Je donne aussi le même conseil aux dentistes, mes confrères, pour ce qui regarde les instruments dont ils se servent.

XI.

LES CHIRURGIENS MILITAIRES.

Les médecins et chirurgiens employés dans les armées sont aussi exposés à perdre leurs dents par mille accidents divers ; j'ai déjà dit que l'humidité, l'air froid, le défaut de sommeil exercent une influence funeste sur ces organes ; la vie des camps, les marches forcées, les travaux des ambulances, le changement de climat, la fraîcheur des nuits sont autants d'agents pernicieux pour la bouche.

Il y a deux ans, j'ai donné mes soins à un jeune chirurgien de l'armée d'Afrique, qui avait contracté une maladie scorbutique dans un camp de la Mitidja. Ses gencives avaient tous les symptômes morbides qu'on remarque chez les marins qui ont fait un voyage de long cours, vivant de viandes salées. J'obtins une prompte guérison avec des émollients, quelques mesures de propreté, et surtout avec mon eau anti-scorbutique. Je crois donner un bon conseil aux chirurgiens militaires qui partent pour l'Afrique, en leur prescrivant de se munir de ce spécifique dont j'ai mis cent fois à l'épreuve les rares vertus.

XII.

LES AVOCATS.

J'ai déjà dit dans mes préceptes généraux d'hygiène dentaire, que l'exercice de la profession d'avocat donne naissance à plusieurs affections de la bouche. Condamnés à parler longtemps et à haute voix, leur larynx est dans un état d'irritation continuelle qui se communique à toutes les parties de la bouche; aussi n'est-il pas rare de voir les gencives des avocats tuméfiées, d'un rouge pourpre, et couvertes de petites fluxions.

Les dents sont parfois si desséchées qu'on en a vu se briser pendant le discours.

Ils doivent recourir à de fréquents gargarismes, se rafraîchir la bouche, lorsqu'ils reviennent du barreau, choisir de préférence pour leur alimentation un régime doux et calmant. Je leur conseille aussi de se nettoyer soigneusement les dents tous les matins en les frictionnant avec la brosse.

XIII.

LES MAGISTRATS.

Les affections dentaires des magistrats sont à peu près les mêmes que celles des savants : leurs occupations les forcent aussi à la vie sédentaire; l'attention soutenue qu'il prêtent à des débats

longs et ennuyeux, les longues heures qu'ils
passent immobiles sur leurs sièges, affaiblissent
les muscles, annihilent l'action de l'estomac
qui digère avec beaucoup de difficulté. Ils sont
aussi sujets aux maladies abdominales, aux
constipations, aux atteintes des voies urinaires,
aux névroses : ces diverses affections exerçant
une action plus ou moins puissante sur les organes dentaires, il en résulte que les magistrats
sont exposés à perdre leurs dents de mille ma-
nières, si des soins employés à temps et avec
précaution n'en préviennent l'intensité.

Pour eux, l'hygiène dentaire n'a pas de préceptes plus explicites que ceux que j'ai donnés
en parlant des savants.

XIV.

LES HISTORIENS.

Les occupations des historiens diffèrent essentiellement de celles des gens de lettres en
général, ca ce que leurs études ont pour prin-

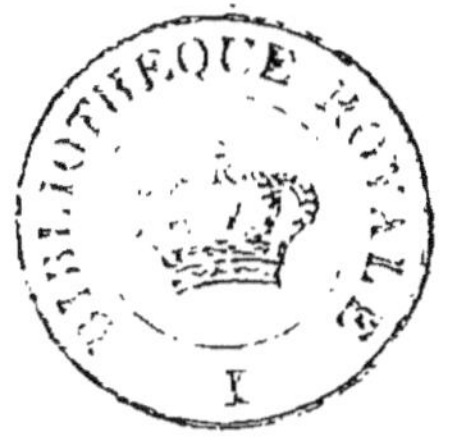

cipe la connaissance, l'appréciation, l'analyse des faits, les recherches de documents.

Un historien passe souvent toute sa vie à compulser les événements d'une époque féconde en grands événements pour une ou plusieurs nations. Ses longues investigations exercent sur la santé en général et sur chaque organe en particulier, une influence dont les effets sont très souvent déplorables. Le célèbre Augustin Thierry, n'a-t-il pas perdu la vue à lire et à traduire les vieilles chartes normandes ? D'autres, plus heureux que lui ont en été quittes pour la perte de leurs dents ; mais cette perte n'en est pas moins cruelle, surtout si on réfléchit qu'il existe mille moyens de l'empêcher.

Les personnes occupées à des travaux historiques consacrent à l'étude toutes leurs journées, même la plus grande partie de leurs nuits ; dans leur ardeur pour la science, elles oublient que les occupations immodérées détruisent rapidement la santé la plus robuste. Les névroses, les céphalalgies, les digestions difficiles, une surexcitation permanente, sont pour elles les avant-coureurs de la perte partielle ou totale des organes dentaires. Je leur conseille d'user de stimulants pour

attirer le sang aux pieds, parce que, lorsque la
tête se trouve entièrement libre et dégagée, les
dents et les autres parties de la bouche en reçoivent une influence très favorable. Les lotions,
la propreté de la bouche, la modération dans
le travail, l'abstinence de tous les plaisirs de la
table qui sont de nature à irriter les nerfs, com-
plèteront l'hygiène des historiens.

XV.

LES ORATEURS.

Les orateurs forment plusieurs catégories; on
donne ce nom à toutes les personnes qui possèdent
le talent de la parole et font briller leur éloquence dans les grandes assemblées. J'ai déjà
parlé des avocats qui appartiennent à la classe
des orateurs : il me reste à dire quelques mots
sur les hommes de tribune ou orateurs proprement dits.

Les personnes qui se vouent à l'éloquence parlementaire, doivent se préparer au noble et pénible ministère de la parole, par des études longues et sérieuses; une fois entrées dans l'arène, elles luttent avec persévérance, avec énergie, souvent avec violence; il n'est pas de genre de vie plus fatiguant, plus absorbant que la tribune politique. Toujours en haleine, les combattants ne se donnent pas un instant de repos; tous leurs organes sont sous l'impression d'une irritation qu'il est parfois très difficile de calmer. La bouche échauffée par l'émission continuelle des sons qui se métamorphosent instantanément en paroles, est sujette à des affections très douloureuses, telles que les aphtes, les tuméfactions, les odontalgies de toute espèce; leurs dents deviennent branlantes ou se carient.

L'hygiène des orateurs politiques et parlementaires, est absolument la même que celle des avocats; pour eux surtout les calmants, les émollients, les lotions fraîches et toniques, la propreté entretenue avec frictions faites à l'aide d'une brosse, sont d'une nécessité indispensable.

XVI.

LES ACADÉMICIENS.

Il existe deux sortes d'académies ; les unes s'occupent de sciences physiques, morales et politiques ; les autres de belles-lettres, des beaux-arts.

Les académiciens qui font partie de la première catégorie, doivent être classés parmi les savants, et suivre l'hygiène dentaire dont j'ai déjà donné les préceptes, en énumérant les savants en général et en particulier.

Ceux qui appartiennent à la deuxième et troisième catégorie, doivent être classés parmi les gens de lettres et les artistes, suivre par conséquent les préceptes d'hygiène dentaire que je donnerai plus loin. Cependant l'académicien, généralement parlant, est sujet à des affections qui lui sont propres, à quelque catégorie qu'il appartienne ; on peut dire qu'il n'est pas exposé aux mêmes dangers que ses anciens compagnons qui luttent encore. Je comparerai volontiers un académicien à un soldat retraité, à un vétéran qui vit encore dans les casernes, porte le costume militaire, quoi qu'il ne soit plus en activité de service. L'académicien se repose à l'ombre de ses lauriers. Une académie est un asile de repos et de tranquilité, un prytanée scientifique et artistique établi pour les hommes qui se sont distingués par leur talent. La vie à peu près uniforme, une propreté soutenue, un régime à la fois doux et tonique, des gargarismes avec des substances qui raffermissent les gencives; tels sont les préceptes généraux que je crois devoir leur donner.

—

HYGIÈNE DENTAIRE

A L'USAGE

DES PROFESSIONS INTELLECTUELLES.

DEUXIÈME SÉRIE.

Les Gens de Lettres.

I.

LES POÈTES.

Le poète tient et doit tenir le premier rang parmi les personnes qui se livrent aux travaux littéraires ; chez lui la faculté de l'imagination se développe à un très haut degré : les hautes conceptions, les plans gigantesques, l'enthousiasme, la peinture vive et animée de toutes les passions du cœur, de toutes les affections, sont de son domaine. On a dit que le grand développement, l'exercice continuel des facultés intellectuelles ne nuisaient pas à la santé du corps; on a cité quelques rares exemples de tempéraments si fortement constitués, qu'ils ont résisté aux secousses intellectuelles. Mais, en revanche, nous pouvons énumérer plusieurs noms, grands dans les lettres, la poésie, les beaux-arts, qui ont acheté leur renommée au prix de souffrances continuelles.

Voltaire vécut de café pendant ses dernières années : il était si maigre qu'on l'eût pris pour un squelette, si ses yeux flamboyants d'esprit et de génie, n'avaient révélé son existence à la fois vivace et souffreteuse.

Le poëte anglais Pope était contrefait, d'un tempérament si débile que sa vie ne fut qu'un cruel martyre.

C'est que l'intelligence ne se fortifie qu'au préjudice des facultés physiques. Les poètes surtout sont une preuve incontestable de cette vérité admise aujourd'hui par les plus célèbres organes de la science médicale. Chez eux, la force musculaire est nulle, l'estomac digère avec la plus grande difficulté, les nerfs sont dans une irritation permanente; ajoutons à cela que les hommes à grande imagination sont rarement modérés dans leurs plaisirs ; que les moindres contrariétés les surexcitent au dernier point.

On conçoit qu'avec un pareil tempérament, les prêtres des muses sont très sujets aux odontalgies ; les mauvaises digestions ont une grande influence sur les organes dentaires ; j'ai dit que les mucosités qui sortent, en pareil cas, de l'estomac, s'agglutinent sur les dents qui se couvrent de tartre, et plus tard de carie. Les poètes, généralement parlant, font usage de boissons excitantes pour imprimer à leurs organes une force factice ; et tout le monde sait qu'un régime doux, émollient, légèrement tonique, est de première nécessité pour toute personne qui tient à conserver ses dents saines et belles.

Je conseille donc aux poètes de ne pas trop prolonger leurs veilles, d'user très modérément de liqueurs alcooliques, de se raidir contre leur nature irritable, comme dit Horace :

Genus irritabile vatum.

Ils doivent aussi prendre toutes les mesures de propreté, se laver plusieurs fois le jour la bouche avec des dentifrices dont ils auront bien constaté l'efficacité ; se servir de brosses douces et légères, aussitôt qu'ils apercevront sur leurs dents la moindre empreinte de tartre; adopter un genre de vie calme et uniforme, autant que possible; quant aux autres préceptes d'hygiène dentaire, ils sont les mêmes pour les poètes que pour les savants.

II.

AUTEURS DRAMATIQUES.

Les auteurs dramatiques composent leurs pièces de théâtre en vers ou en prose :

Ceux qui écrivent en vers, appartiennent sans contredit à la catégorie des poètes : ceux qui s'en tiennent à l'humble prose doivent être classés parmi les littérateurs. Cependant les auteurs qui font parler à l'antique Melpomène le beau langage de la tragédie, ou qui font hurler le mélodrame sur les boulevards, sont sujets à des affections dentaires qui leur sont particulières, qui ont pour cause, pour principe, le genre de vie qu'ils adoptent ordinairement.

Les auteurs dramatiques, poètes et prosateurs, je n'établis aucune distinction, font de la nuit le jour, c'est-à-dire qu'ils veillent lorsque le commun des mortels se livre aux douceurs du sommeil, et dorment lorsque nous nons livrons à nos occupations habituelles. Ils vont tous les soirs au théâtre pour voir jouer leurs pièces ou celles de leurs confrères : or, tout le monde sait que les théâtres ne se ferment guère qu'à minuit; que les acteurs vont alors dîner à la lueur des flambeaux. Les auteurs dramatiques prennent par besoin ou par inclination les habitudes des comédiens; certes, il n'est pas difficile de prévoir qu'avec un genre de vie si contraire au maintien de l'équilibre des forces vitales, les auteurs dramatiques doivent être sujets à mille affections diverses. Chez eux la bouche est ordinairement très échauffée : j'ai eu occasion de donner mes soins à quelques-unes des célébrités de la scène française, dont les dents étaient dans le plus triste état. Les aphtes, les fluxions, l'ébranlement des organes dentaires, le tartre, la carie,

tels sont les symptômes effrayants que j'ai re-
marqués chez les auteurs dramatiques qui ont
eu recours à mes soins. Je les ai promptement
soulagés en leur prescrivant un régime sévère;
en leur imposant le devoir de ne pas trop prolonger leurs veilles, de s'abstenir des substances qui excitent les nerfs et mettent le sang en
révolution. Je leur conseille aussi les lotions
souvent réitérées plusieurs fois le jour, en s'ai-
dant d'une brosse légèrement saupoudrée de
dentifrices dont ils auront préalablement reconnu les effets salutaires. Quelques-uns d'entr'eux se sont fort bien trouvés de l'usage constant de mon eau Rogers. Quelquefois les atteintes sont si profondes, si invétérées, que ni
la brosse, ni les lotions, ni les dentifrices ne
pourraient arrêter les lésions dans leurs progrès;
il faut alors se hâter de recourir à l'art du dentiste, et faire nettoyer son râtelier plusieurs
fois l'an, jusqu'à ce que les moindres traces du
principe délétère aient disparu.

--

III.

LES VAUDEVILLISTES.

La bande joyeuse des vaudevillistes forme une caste bien distincte, bien séparée, dans le monde dramatique : les vaudevillistes sont les chevaliers errants de la littérature moderne. Les ris, les tendres sentiments, les gaudrioles, les couplets larmoyants, les refrains de la folie: ils emploient tous les moyens, se métamorphosent comme le Protée de la fable pour faire pleurer et rire, pour réjouir et attendrir le bon public qui assiste à la représentation de leurs pièces. Comme les auteurs de tragédies et de mélodrames, leurs frères aînés, les vaudevillistes abusent le plus souvent des plaisirs que leur procure la position excentrique qu'ils occupent dans le monde. A eux les folles joies, les nuits sans sommeil, les repas aux flambeaux, les aventures extraordinaires.

La vie des vaudevillistes, généralement parlant (car on en cite quelques-uns dont la mélancolie et la morosité sont devenues proverbiales), pourrait être comparée à une mer continuellement agitée, mais dont les vagues ne sont pas assez puissantes pour soulever des tempêtes dangereuses. Après avoir passé la nuit dans les coulisses des théâtres ou à table, on les voit assis le jour, lorsqu'ils ne dorment pas, dans un café, l'oreille toujours tendue, à la recherche d'un mot, d'un calembourg. Pour eux l'hygiène dentaire est hors de propos; le caprice est leur seul règle de conduite : aussi les voit-on souvent atteints d'affections dangereuses. Les odontalgies sont très fréquentes chez eux, et j'en ai soigné plusieurs qui ont eu à se repentir cruellement de s'être trop écartés de la voie commune. Les aphtes, les fluxions, toutes les affections inflammatoires sont le partage des vaudevillistes; une vie réglée, un régime moins excitant, l'usage de bons dentifrices leur éviteront de cruelles douleurs et empêcheront la chute prématurée des dents.

VI.

LES JOURNALISTES.

J'entends par journalistes tous les écrivains qui suivent pas à pas la marche quotidienne des affaires politiques, noble mission, véritable apostolat, lorsque les écrivains n'ont réellement d'autre but, d'autre intention que d'éclairer leurs concitoyens.

Les journalistes, généralement parlant, sont passionnés, bilieux. D'ailleurs, l'arène politique est pleine d'agitation ; chaque jour amène des surexcitations nouvelles.

J'ai remarqué souvent que les journalistes sont sujets aux affections sanguines, aux céphalalgies, à la névrose. Leur cerveau est continuellement en ébullition ; leur système nerveux est dans un état d'irritation incessante.

Aussi pour eux les maux de dents sont-ils fréquents et d'une violence extrême. Leurs gencives saignantes, enflammées, deviennent molles, et les dents ne recevant plus les sucs nutritifs qui leur sont propres, se déchaussent et deviennent branlantes. Les journalistes se livrent en outre aux excès habituels qui troublent si souvent l'harmonie vitale chez tous les gens de lettres. Le premier conseil, le premier principe d'hygiène dentaire que je dois leur donner, est de mener une vie réglée, de modérer leurs passions qui, factices d'abord et filles de l'imagination, finissent par devenir réelles. Un régime doux, les calmants, la propreté de la bouche, les lotions sont les plus puissants préservatifs qui conserveront leurs organes dentaires dans toute leur force et leur beauté.

V.

LES FEUILLETONISTES.

Le feuilletoniste est au journaliste ce que le simple employé est au chef de bureau : l'un occupe le haut du journal, l'autre reste modestement dans la région inférieure.

Il y a plusieurs catégories de feuilletonistes; ceux qui s'occupent de comptes-rendus de théâtres, des beaux-arts, des sciences : ceux qui écrivent des romans : je consacrerai à ces derniers un paragraphe particulier, ils rentrent dans la catégorie des romanciers.

Les feuilletonistes qui s'occupent de critique ont, à peu près la même manière de vivre que les vaudevillistes : la nature de leurs occupations diffère très peu; aussi, je ne crois pas qu'il soit nécessaire le moins du monde de leur tracer une hygiène dentaire différente; les causes étant les mêmes, les remèdes ne doivent pas varier.

4*

VI.

LES ROMANCIERS.

Les romanciers ont l'imagination développée à un très haut degré ; ils vivent de fiction, écrivent sous l'inspiration de la passion, sont obligés d'inventer, de créer à chaque page pour émouvoir les lecteurs.

Les romanciers écrivent rapidement et beaucoup : on ne peut voir, sans une espèce d'effroi, l'immense quantité de prose sortie de la plume de quelques-uns. Je suis souvent à me demander si ces auteurs ont le temps de manger et de dormir.

Ce travail forcé, les efforts constants qu'ils font pour exciter leur imagination, influent beaucoup sur tous leurs organes, et par contre-coup sur leurs dents. Il est impossible qu'un homme, continuellement livré à un travail intellectuel, ne sente pas son organisation physique s'affaiblir de jour en jour. L'estomac le plus robuste finit par se débiliter; les digestions se font mal; la bouche se trouve imbibée de mucosités qui corrodent les dents, s'y collent sous forme de tartre et ne tardent pas à enlever l'émail. J'ai donné mes soins à un des plus célèbres romanciers de Paris, dont la denture était ravagée par une carie sèche : j'ai été assez heureux pour en arrêter les progrès; j'ai employé pour cela mon eau anti-scorbutique; j'ai fait des frictions quotidiennes avec la brosse douce que j'ai perfectionnée : quelques jours de traitement, d'un régime doux, d'un repos absolu, ont eu pour résultat une guérison complète.

VII.

CRITIQUES ET PAMPHLETAIRES.

Les écrivains qui s'occupent de critique scientifique ou littéraire, qui font des pamphlets politiques, sont, par leur naturel, irascibles, hai-

neux, sujets aux contractions nerveuses : la
bile joue un très grand rôle dans leur organisation ; voilà sans doute pourquoi j'ai remarqué que la plupart de ces auteurs ont la denture détériorée par plusieurs affections plus ou
moins douloureuses, par la carie sèche et humide ; les fluxions, les aphtes, l'inflammation
des voiles du palais donnent souvent une très
grande intensité à ces atteintes diverses.

Je leur conseille de veiller avec le plus grand
soin à ce que leur bouche soit continuellement
dans un état de propreté parfaite ; d'employer
des lotions fréquentes, des dentifrices, si l'eau
pure et la brosse sont insuffisantes pour enlever le tartre, pour triompher de la carie.
Dans certains cas, lorsque le mal est de-
venu incurable, ils ne doivent pas hésiter à sacrifier une dent cariée qui gâterait successivement toutes les autres par son contact : ils
n'auront pas la douleur de recourir à ce triste
expédient, s'ils préviennent les atteintes morbides qu'il est d'abord facile d'arrêter dans
leur cours.

VIII.

LES PUBLICISTES.

Les publicistes, quoiqu'ils appartiennent pour la plupart au journalisme, forment néanmoins une catégorie distincte. Leurs travaux sur la politique, sur la morale, sur toutes les doctrines sociales, philosophiques et littéraires, les élèvent au-dessus de la presse journalière militante.

Par sa nature et par le genre de ses occupations, le publiciste est grave, calme, et par conséquent moins sujet que les autres écrivains aux affections nerveuses ; mais, en revanche, il vit sous l'influence funeste des inflammations abdominales ; ses digestions s'élaborent péniblement ; ses dents se couvrent de tartre et ne tardent pas à se carier aussitôt que l'émail est décomposé. Pour prévenir cette affection délétère, je leur conseille d'observer rigoureusement toutes les mesures de propreté, de se rincer la bouche avec de l'eau légèrement aromatisée avec des dentifrices à la fois toniques et émollients, de longues promenades, le soir et le matin, un travail modéré, un sommeil d'une durée convenable maintiendront leurs organes dentaires dans un état de parfaite conservation.

Il me resterait encore à énumérer quelques catégories qui appartiennent à la profession des hommes de lettres ; mais ces catégories ne sont, pour ainsi dire, que des nuances ; il n'existe presque aucune différence entr'elles ; d'ailleurs, la littérature, quelles que soient ses modifications, a des ramifications imperceptibles qui unissent ses diverses branches. Sauf quelques cas, l'hygiène dentaire est la même pour tous les gens de lettres.

HYGIÈNE DENTAIRE

APPLIQUÉE

AUX PROFESSIONS INTELLECTUELLES.

TROISIÈME SÉRIE.

—

Les Artistes.

I.

———

LES PEINTRES.

De tous les arts, la peinture a été celui qui a joui de la plus grande considération chez les nations civilisées. Le souvenir d'Apelles, les honneurs qu'on rendit à sa mémoire, sont un témoignage éclatant du grand cas que les Grecs, peuple artiste par excellence, faisaient de la peinture et de ceux qui la cultivaient avec succès.

De nos jours, les peintres ne sont pas moins bien considérés, moins bien partagés que leurs devanciers. Les honneurs, la réputation, la fortune courent au-devant d'eux ; on les comble de faveurs.

Hâtons-nous de dire que pour obtenir ces privilèges, les peintres ont à supporter tous les inconvénients d'une vie consacrée à de pénibles travaux, à de longues études. Les couleurs qu'ils emploient, les substances dont elles sont mélangées, renferment des éléments de maladies cruelles : l'huile et la thérébentine agissent fortement sur les poumons, sur les organes de la respiration, sur les nerfs, il n'est pas rare de voir de jeunes peintres mourir d'affections de poitrine.

J'ai donné mes soins à plusieurs membres déjà célèbres de l'École française, dont les dents étaient dans le plus mauvais état, par suite d'un travail trop prolongé, par l'influence des substances qu'ils tiennent sur leur palette et dont ils absorbent les émanations funestes. Je les ai trouvés pour la plupart atteints d'odontalgies aiguës, d'apthes : d'autres avaient déjà plusieurs dents cariées. J'ai été assez heureux pour les guérir radicalement au moyen de gargarismes aromatisés qui détruisaient l'effet des émanations des couleurs ; je leur ai prescrit un régime végétal, un travail modéré, leur recommandant de se tenir en garde contre tout ce qui pourrait déterminer en eux des surexcitations nerveuses. Chez les peintres comme chez les poètes, l'imagination joue un très grand rôle, et on sait que cette faculté, développée à un degré plus qu'ordinaire, réagit fortement sur le physique et devient la cause première d'un très grand nombre de maladies ou d'affections douloureuses.

II.

STATUAIRES ET SCULPTEURS.

Après la peinture viennent immédiatement la sculpture et l'art du statuaire. Ces deux catégories, sœurs jumelles, ont des ressemblances trop frappantes pour que je cherche à établir des distinctions, des signes de démarcation.

Les sculpteurs et les stuatuaires sont sujets, comme les peintres, à des odontalgies qui ont des causes tout-à-fait différentes. En effet, les sculpteurs travaillent ordinairement dans de vastes ateliers ouverts à tous les vents, très humides à cause de l'eau qu'on emploie pour faire les modèles en plâtre : cette humidité continuelle, jointe à la fraîcheur de l'air qui circule trop librement, saisit les organes dentaires qui en sont très souvent douloureusement affectés. Les statuaires ont des fluxions, des tumeurs, des aphtes qui dégénèrent souvent en prédispositions scorbutiques. L'hygiène dentaire leur prescrit de se tenir, autant que possible, à l'abri du contact de l'air extérieur dont l'action est très puissante sur nos organes, lorsque nous travaillons en gardant une longue immobilité; de chauffer leurs ateliers, surtout pendant l'hiver, pour en bannir les émanations des matières humides. A ces précautions générales, ils doivent aussi joindre des soins particuliers, tels que la propreté de la bouche, les lotions, les gargarismes et l'usage de la brosse légèrement saupoudrée de dentifrices.

III.

LES ARCHITECTES.

L'architecture est la sœur aînée de la sculpture, parce qu'on songea à bâtir des maisons, avant d'avoir l'idée de reproduire avec le marbre ou la pierre les formes humaines, les animaux ou les diverses allégories.

Les architectes sont sujets à de nombreuses maladies, qui ont pour cause principale le genre de leurs occupations. En effet, la plupart d'entre eux, non contents d'avoir tracé le plan d'un palais, d'une maison, en surveillent eux-mêmes la construction, quelquefois même ils y mettent la main. Le célèbre Jean Goujon ne fut-il pas tué par les balles des ligueurs sur les échafaudages du Louvre?

Passant une grande partie de la journée au milieu des maçons, les architectes absorbent par la respiration des molécules de chaux, de plâtre, très nuisibles aux poumons; exposés aux intempéries, au froid et au chaud, parfois même à la pluie, ils sont sujets aux fluxions, aux humeurs, aux aphtes, qui commencent par lacérer les gencives, déchaussent les dents, et produisent souvent les mêmes effets que le scorbut.

L'hygiène dentaire prescrit aux architectes une très grande propreté qu'ils peuvent obtenir facilement, s'ils ont soin de se rincer souvent la bouche avec de l'eau légèrement aromatisée de toniques. Ils doivent surtout éviter de se trouver trop longtemps au milieu des émanations délétères de la chaux et du plâtre; éviter de passer trop brusquement des endroits trop froids à ceux qui sont trop exposés aux ardeurs du soleil.

IV.

LES GRAVEURS SUR BOIS.

Les graveurs appartiennent de droit à la catégorie des artistes, surtout depuis que la gravure a fait de si grands progrès, qu'elle est regardée comme un des arts qui font le plus d'honneur à la civilisation moderne. C'est que les graveurs de nos jours, ceux de France et d'Angleterre, ne se bornent pas à reproduire servilement l'œuvre des dessinateurs, ils modifient le modèle, étudient les ombres et les lignes, corrigent quelquefois ; en un mot, ils créent : par conséquent ils sont artistes.

Je parle d'abord des graveurs sur bois, parce que, d'après le témoignage de tous les historiens qui se sont occupés du développement des beaux-arts, ce genre de gravure a devancé les empreintes obtenues sur les métaux.

Les graveurs sur bois sont sujets à toutes les affections plus ou moins graves, communes aux personnes qui mènent une vie sédentaire, telles que ophtalmies chroniques, les inflammations abdominales, les gastrites ; leurs regards continuellement fixés et immobiles sur le dessin dont ils sillonnent les contours avec le burin, impriment à la tête une lourdeur, une irritation qui ne tarde pas à réagir sur les organes dentaires. Pour les graveurs sur bois, les affections buccales se développent le plus souvent en fluxions, en tumeurs, parce que chez eux, l'immobilité ralentit la circulation du sang qui se porte sur les gencives et s'y coagule en abcès, sous l'influence de l'irritation.

Les principes d'hygiène dentaire se réduisent pour cette catégorie d'artistes, à prescrire un régime rafraîchissant, des longues promenades le soir, lorsqu'ils ont terminé leurs travaux. Pour eux un exercice quotidien est indispensable, s'ils veulent éviter les ophtalmies et toutes les variétés d'odontalgies.

D'ailleurs, le travail au flambeau leur est très nuisible. Le matin, ils se rinceront soigneusement la bouche avec une brosse soupoudrée d'un dentrifice bienfaisant : je crois que mon eau anti-scorbutique produira les meilleurs effets, parce que sa vertu principale est de tonifier. Or, tout le monde sait que l'atonie est la cause générale de presque toutes les affections qui affligent les personnes condamnées à une vie sédentaire.

V.

LES GRAVEURS SUR MÉTAUX.

Les graveurs sur métaux sont sujets à toutes les maladies que je viens de signaler chez les graveurs sur bois; ils vivent sédentaires comme eux, les yeux fixés sur une plaque d'acier ou de cuivre; l'engorgement des voies abdominales, l'atonie générale des muscles, les ophtalmies chroniques sont aussi leur partage.

Mais là ne se bornent pas leurs infirmités; les émanations du cuivre sont funestes à la santé générale du corps, et quoique l'absorption des molécules ne se fasse que très lentement, elle n'en exerce pas moins une influence délétère. D'ailleurs, les graveurs sur métaux emploient des acides qui décomposent les métaux, en volatilisent de nombreuses molécules qui, mêlées à l'action puissante de l'acide, nuisent beaucoup à la belle conservation des dents. J'ai soigné plusieurs graveurs sur métaux dont les gencives étaient tuméfiées, saignantes, les dents vacillantes, déjà atteintes de carie ou couvertes de tartre; je les ai guéris au moyen d'anti-scorbutiques.

Je conseille à tous les graveurs sur métaux d'employer tous les appareils possibles, pour éviter d'être en contact avec les émanations métallurgiques, surtout lorsque l'évaporation s'opère à l'aide des acides. Les gargarismes avec des substances toniques, et l'exercice par dessus tout, maintiendront leurs organes dentaires dans un état de parfaite beauté et de conservation.

VI.

LES COMÉDIENS OU ARTISTES DRAMATIQUES.

Les médecins qui ont écrit sur les maladies des comédiens, ont fait de si longues énumérations des affections diverses auxquelles ils sont sujets, qu'on croirait au premier abord, que les artistes dramatiques sont les souffre-douleurs de l'humanité. Je crois qu'il y a un peu d'exagération dans cette statistique nosographique. Cependant, les personnes vouées à la carrière théâtrales sont, à mon avis, par leur genre de vie, plus sujettes à certaines maladies, que les individus appartenant aux autres professions. En effet, les comédiens, vivent presque à l'état nomade, tantôt au nord, tantôt au midi, tantôt en Europe, tantôt en Amérique : ce genre de vie doit nécessairement exercer une influence funeste sur les tempéraments, même les plus robustes. L'homme est comme les arbres qui dépérissent lorsqu'ils sont transplantés sous un climat étranger.

Je laisse aux médecins le soin de signaler les maladies internes et externes des artistes dramatiques ; fidèle au plan que je me suis tracé, je ne dois parler que de leurs affections dentaires. Pour mettre plus de clarté, plus d'ordre et de précision, dans mes appréciations et dans l'exposé de mes expériences, j'ai divisé les artistes dramatiques en quelques catégories particulières.

1° Les chanteurs ;

2° Comédiens jouant la tragédie ;

3° Comédiens jouant la comédie;

4° Comédiens jouant le vaudeville ;

5° Comédiens de province.

VII.

LES CHANTEURS OU ARTISTES LYRIQUES.

Les artistes lyriques jouent depuis quelques années un rôle très important dans la haute société qui se pique, qui fait profession de protéger les beaux-arts. A Paris même, cette grande ville où les individualités disparaissent dans le gouffre immense des masses, l'arrivée d'un ténor, les débuts d'une prima-dona, soulèvent quelquefois plus de passions, causent plus d'inquiétudes à certains habitués, qu'une victoire ou une défaite en Algérie, qu'une terreur panique occasionnée par une baisse inattendue dans les fonds publics. Le monde de nos jours est ainsi fait: chercher à le convertir serait chose trop difficile, même inopportune. Contentons-nous donc de constater un fait réel, qui se reproduit chaque jour, et puisque les chanteurs ont acquis droit de bourgeoisie dans le monde artistique, occupons-nous de leurs maladies réduites aux proportions de l'hygiène dentaire; parcourons maintenant les diverses catégories de chanteurs.

VIII.

LES TÉNORS.

Les ténors sont les rois des théâtres lyriques, ils y occupent le premier rang: ainsi l'a voulu la mode.

Le genre de voix des ténors nécessite de grands efforts de poitrine; toutes les forces des poumons, toutes les ressources du larynx sont en jeu. On ne donne pas impunément un *ut* de poitrine. Les ténors sont sujets à plusieurs affections particulières; aux laryngies, aux maladies de poitrine. Leur bouche est dans un état de surexcitation continuelle : il en survient un échauffement des amygdales qui se communique rapidement aux voiles du palais, aux gencives ; aussi n'est-il pas rare de voir des ténors atteints d'odontalgies, de fistules dentaires, de fluxions. Je leur donne pour conseil de s'astreindre à un régime doux et frugal, de se rafraîchir la bouche avec des gargarismes émollients; tous les matins ils doivent se nettoyer parfaitement la bouche et renouveller par précaution cette mesure de propreté lorsqu'ils quittent la scène. Ces remèdes détruiront les prédispositions aux maux de dents, qu'ils conserveront saines et belles ; tandis que la négligence, l'incurie, la malpropreté, les exposeraient à la perte totale ou partielle de leurs organes dentaires ; et certes, si quelqu'un a besoin de ses dents, c'est bien un ténor, puisque sans dents, il est impossible d'émettre des sons purs, justes et vibrants.

IX.

LES BASSES.

La basse vient immédiatement après le ténor ; les artistes chargés de remplir ce rôle, sont sujets à des affections dentaires qui ont des caractères, des symptômes particuliers. Les efforts qu'ils sont obligés de faire pour donner les notes voulues, réagissent sur le larynx et sur les amygdales où l'enflammation ne tarde pas à se déclarer : les gencives échappent rarement à cette première atteinte, et les chanteurs qui se livrent à des études trop prolongées voient bientôt leurs dents jaunir, se couvrir de tartre, ou devenir vacillantes comme dans les cas de scorbut.

Il y a deux ans, je reçus chez moi une basse chantante d'un des grands théâtre d'Italie : cet artiste célèbre souffrait depuis six mois d'un mal de dents si violent, qu'il fut contraint de suspendre ses représentations. Je commençai par lui prescrire un repos absolu, lui recommandant de ne pas chanter même dans les salons. Je nettoyai plusieurs fois ses dents une à une; j'ordonnai ensuite les gargarismes, les lotions, et dans un mois l'artiste parfaitement guéri, repartait pour l'Italie, sans avoir perdu une dent. Les basses atteintes d'odontalgies, doivent s'interdire tout travail jusqu'à parfaite guérison, et user des mêmes remèdes que j'ai prescrits aux ténors.

X.

LES PRIMA-DONA.

Les chanteuses sont encore plus exposées que les chanteurs aux lésions des organes dentaires, parce que la sensibilité, l'irritabilité étant développées chez la femme à un plus haut degré que chez l'homme, elles sont plus impressionnables. D'ailleurs, leur tempérament plus faible résiste moins aux fatigues inconcevables de la carrière lyrique.

Les chanteuses souffrent beaucoup de laryngies, d'inflammations buccales, de paroxismes nerveux dans toute la région cérébrale. Leurs dents se carient de bonne heure, si elles ne prennent les précautions nécessaires pour arrêter les premières atteintes : des aphtes qui ressemblent aux excroissances scorbutiques dévastent leurs gencives, et j'ai donné mes soins à une prima-dona dont les dents étaient déchaussées jusqu'à la racine.

Je conseille aux chanteuses de prendre souvent des bains tièdes pour prévenir la surexcitation des nerfs, d'user de précautions générales pour la conservation des dents, telles que les lotions, les gargarismes, les émollients. Pour paraître en scène, il est d'usage que les chanteurs et les chanteuses se couvrent le visage d'une couche épaisse de fard ; j'ai dit dans mes principes généraux d'hygiène dentaire, combien les parfums et surtout le fard sont préjudiciables aux dents. Je conseille aux prima-dona de se hâter d'enlever ces couleurs factices, en rentrant dans la coulisse, sans donner le temps aux substances minérales dont elles se composent, de s'infiltrer dans les pores : elles doivent aussi se servir modérément de parfums pour leurs cheveux et choisir les moins nuisibles, c'est-à-dire ceux qui ne renferment que des sucs extraits des végétaux.

XI.

LES COMÉDIENS JOUANT LA TRAGÉDIE ET LE DRAME.

Les artistes qui jouent la tragédie et le drame s'étudient continuellement à devenir les parfaits organes des passions vraies ou fausses que les auteurs mettent en jeu. Il n'est pas difficile de voir et de se convaincre que, pour arriver à ce but, il faut une surexcitation, qui commence par être factice et finit le plus souvent par devenir réelle.

Les tragédiens ont besoin de se livrer à de longues et sérieuses études , de réfléchir profondément pour se mettre dans l'esprit des rôles qu'ils jouent. Ce travail très pénible, joint aux efforts qu'ils font continuellement pour arriver aux intonations convenables, détermine, dans toute la région cérébrale , une inflammation permanente, quelquefois une tension nerveuse dont l'effet immédiat est de déterminer des odontalgies aiguës, des aphtes, des tumeurs. En général, les tragédiens sont sujets aux mêmes affections dentaires que les artistes lyriques parce que, comme chez les ténors, leur larynx, leurs poumons, sont continuellement en jeu. Les causes du mal étant les mêmes, je leur prescris les mêmes remèdes.

XII.

LES ARTISTES QUI JOUENT LA COMEDIE.

Les artistes qui jouent la comédie, ou comédiens proprement dits, ne sont pas sujets aux surexcitations que je viens de signaler chez les interprètes de la tragédie et du drame. La comédie repose sur des nuances, sur des caractères,

plus que sur des passions : aussi, ai je remarqué souvent que les comédiens proprement dits,
sont rarement atteints de laryngies, d'odontalgies aiguës et persévérantes. Cependant, leurs
organes dentaires sont sujets à certaines lésions
que je ne dois pas passer sous silence. Les fistules dentaires, l'inflammation des voiles du palais sont assez communes chez les artistes qui
jouent spécialement la comédie ; j'ai même observé que les dames sont atteintes parfois de
symptômes scorbutiques, que leurs dents ont
des prédispositions au tartre, à la carie : cela
tient probablement à l'habitude qu'elles ont de
se farder, de surcharger leurs cheveux de
fleurs et de parfums.

La règle d'hygiène la plus sûre est le repos,
une grande circonspection dans le choix des
pommades, des parfums et des dentifrices.

XIII.

ARTISTES QUI JOUENT LE VAUDEVILLE.

Le vaudeville, tenant à la fois de l'opéra et de la comédie, ceux qui jouent ce genre de pièces sont sujets aux lésions dentaires que j'ai remarquées chez les artistes lyriques et chez les comédiens : l'hygiène doit donc être la même. Je leur conseille surtout le repos, lorsqu'ils se sentent fatigués au point que les amygdales deviennent douloureuses, que les gencives deviennent saignantes et pourprées.

XIV.

LES COMÉDIENS DE PROVINCE.

Les comédiens de province jouant la tragédie, le drame, le vaudeville ou l'opéra, n'étant, à proprement parler, attachés d'une manière définitive à aucun théâtre, vont et viennent comme les hirondelles, du nord au midi et du midi au nord. Ces habitudes cosmopolites nuisent beaucoup au maintien de l'harmonie vitale, en général, et à la conservation des organes dentaires en particulier.

Dans le chapitre préliminaire de ce *Manuel*, j'ai parlé de l'influence des climats, de l'air atmosphérique sur les dents : les comédiens de province sont exposés à tous les inconvénients que j'ai énumérés. Est-il possible, en effet, qu'un comédien jouant cette année à Marseille, aille l'an prochain séjourner impunément à la Haye, à Amsterdam, dans une ville du nord, où il ne trouvera que brouillards, glaçons, en sortant du pays où la température est ordinairement très élevée? Le changement de climat, d'habitudes, d'aliments, opère des modifications funestes dans toutes les parties du corps, et principalement dans la région buccale. L'air chaud et sec du midi est très favorable aux organes dentaires ; l'air froid et humide des pays du nord porte des éléments morbides, des principes de décomposition. Je conseille aux comédiens qui passent du midi au nord, de prendre toutes les mesures imaginables pour se mettre à l'abri de l'influence délétère d'un climat malsain : mon eau anti-scorbutique leur sera d'un très grand secours s'ils s'en servent avant que le mal ait fait de grands progrès.

J'ai reçu les plus grandes félicitations des personnes qui s'en sont servi dans le passage subit d'un climat à un autre.

Les Musiciens.

I.

— · · · —

LES COMPOSITEURS.

Les musiciens compositeurs appartiennent à la fois à la catégorie des savants et à celle des artistes.

Ils pourraient être classés parmi les savants, parce que l'harmonie est une science réelle qui

a ses secrets, ses mystères comme toutes les
autres;

Parmi les artistes, parce que la musique es
un art par excellence.

Mais j'ai cru qu'il convenait de leur faire clô-
turer l'énumération partielle et particulière des
artistes.

Les compositeurs pouvant être considérés
comme savants et comme artistes, il s'en suit
naturellement qu'ils sont sujets aux affections
que j'ai étudiées chez ces deux catégories.

Les travaux du compositeur, comme ceux de
l'astronome, du philosophe, du mathématicien,
absorbent toutes les facultés de l'intelligence.
Les ouvrages des Rossini, des Mozard, des
Meyer-Beer, n'ont pas coûté moins de veilles à
leurs célèbres auteurs, que ceux des Cuvier, des
Laplace, des Arago.

Envisagés sous ce point de vue, les compositeurs doivent suivre en tout et pour tout l'hygiène des savants.

Ils sont aussi exposés aux maladies qui attaquent les organes dentaires chez les artistes:
inutile de dire que j'entends parler des artistes
qui créent, et non de ceux qui ne sont que les

échos des ouvrages et des inspirations des autres.

Les compositeurs doivent aussitôt qu'ils éprouvent une certaine fatigue, surtout dans la région cérébrale, se reposer jusqu'à ce que le malaise aura cessé. S'ils luttaient contre ces prédispositions à la céphalgie, leurs dents ne tarderaient pas à ressentir le contre-coup de cette affection.

L'hygiène dentaire leur prescrit en outre un genre de vie calme et uniforme, une nourriture saine et rafraîchissante ; des bains de pieds légèrement sinapisés, lorsqu'ils sentent leur tête alourdie par le travail. Les lotions particlles, les gargarismes, les frictions à l'aide de la brosse, produiront aussi des résultats très favorables.

II.

LES MUSICIENS EXÉCUTANTS.

Les musiciens exécutants ou joueurs d'instruments forment diverses catégories, dont l'hygiène dentaire présente quelques particularités.

1° LES CHEFS D'ORCHESTRE, chargés de diriger les nombreux joueurs d'instruments placés sous leur direction, sont ordinairement très irascibles; un ton faux, la moindre note oubliée, suffisent pour les mettre dans des transports de colère. Ils passent ordinairement leurs soirées au milieu de leurs bruyants bataillons, et on conçoit sans peine que ce genre de vie doit influer sur le système nerveux : aussi ai-je remarqué que les chefs d'orchestre, sont sujets aux odontalgies aiguës et persévérantes, qui ne cèdent qu'à un régime doux, aux émollients.

2° LES JOUEURS D'INSTRUMENTS A CORDES, ont de grandes prédispositions aux névralgies, dont il faut, je crois, attribuer la cause aux sons des violons, des basses, des contre-basses et des alto, qui secouent les nerfs, surtout lorsque les exé-cutants sont nombreux et agglomérés dans un espace circonscrit. Les substances anti-nerveu-ses, les anti-phlogistiques, les gargarismes aro-matisés avec toniques, seront employés par eux avec le plus grand succès.

3° LES JOUEURS D'INSTRUMENTS A VENT, éprou-vent dès les premiers mois de leurs études, des douleurs à la poitrine, à la bouche qui s'échauffe et se couvre d'aphtes. Ces affections qui ne sont d'abord que passagères, deviendraient plus tard invétérées, s'ils n'avaient recours aux moyens que l'hygiène dentaire oppose à presque toutes les affections buccales.

Les joueurs d'instruments en cuivre, tels que l'hophicléïde, le trombone, la trompette, le cor, font de grands efforts de lèvres, de succion et de respiration pour obtenir les sons voulus. Ces efforts réagissent immédiatement sur les dents ; il n'est pas rare de voir plusieurs de ces artistes, dont les dents se couvrent de tartre et se carient. Ils préviendront cette cruelle affection, s'ils ont

soin de se gargariser la bouche avec des substances émollientes : s'ils frictionnent leurs dents
tous les matins avec une brosse soupoudrée d'un
dentifrice préalablement éprouvé.

Le même conseil s'adresse aux joueurs de
flûte, de clarinette, de haut-bois, de fifre, chez
qui pourtant les affections dentaires ont rarement le même degré d'intensité que chez les
joueurs d'instruments en cuivre.

DEUXIÈME PARTIE.

HYGIÈNE DENTAIRE

APPLIQUÉE AUX PROFESSIONS INDUSTRIELLES ET COMMERCIALES.

I.

LES BIJOUTIERS.

Les bijoutiers sont presque tous sujets aux nombreuses affections qu'entraînent les professions qui condamnent ceux qui les exercent à la vie sédentaire : Immobiles devant leurs ateliers ou leurs fourneaux, ils sont comme les gens de lettres exposés aux inflammations abdominales, aux gastralgies. Les émanations des acides, des gaz dont ils se servent portent à la tête, y déterminent souvent de vives douleurs; les organes dentaires en reçoivent immédiatement le contre-coup. Les chalumeaux dont se servent les bijoutiers pour souffler les fourneaux dans les cas de soudure sont très pernicieux pour les dents. L'air chaud et froid qu'ils aspirent alternativement, cause des fluxions de gencives très graves. Les cas d'odontalgie sont très communs chez les bijoutiers ; j'ai ai soigné plusieurs atteints de fluxions, d'aphtes qui avaient déjà déterminé des commencements de carie. Je leur ai conseillé la promenade le soir et le matin, les lotions, les frictions avec la brosse, et surtout un régime uniforme et tonique. Les dentifrices seront dans certains cas conseillés avec succès ; mais il faut être très prudent dans le choix de ces moyens qu'on ne doit employer qu'à la dernière extrémité, lorsque le tartre et la carie ont tellement envahi les dents, qu'il n'est guère possible de l'enlever avec les lotions ordinaires et la brosse.

—

II.

LES ORFÈVRES.

Le travail des orfèvres est à peu près le même que celui des bijoutiers; cependant, comme ils opèrent ordinairement sur des matières premières, les affections dentaires prennent chez eux un plus grand degré d'intensité. L'or et l'argent qu'ils travaillent à l'aide d'acides répandent dans les ateliers des émanations qui portent avec elles plusieurs germes de maladies dentaires. Aussi, n'est-il pas rare de voir les orfèvres atteints d'ophtalmies, de laryngies, de dérangements dans la circulation et la respiration.

Leurs dents continuellement en contact avec les vapeurs chargées de molécules délétères, ne tardent pas à prendre une couleur jaune; puis le tartre les envahit, et on sait que le tartre n'est que l'avant-coureur des diverses espèces de caries.

J'ai guéri un orfèvre dont les gencives étaient

5*

à moitié rongées par les exhalaisons de l'atelier, plusieurs de ses dents, déchaussées jusqu'à la racine, vacillaient dans les alvéoles ; une épaisse couche de tartre les couvrait dans leur partie extérieure et intérieure. Je ne fus pas longtemps à me convaincre qu'il fallait, de toute nécessité, recourir aux grands moyens : j'enlevai le tartre avec les instruments ; pour rendre ensuite aux dents leur première blancheur, je les frictionnai longtemps avec une brosse imbibée de mon eau anti-scorbutique : cette opération toute simple qu'elle est, obtint un succès complet.

Je conseille donc aux orfèvres de ne pas manquer un seul jour, de se laver la bouche, de se rincer les dents avec des parfums émollients et toniques ; de bien choisir les poudres dont ils voudront se servir, parce que presque toutes ces compositions altèrent l'émail et finissent par le décomposer. Il est plus sage et moins dangereux, de se servir des dentifrices liquides.

III.

LES PHARMACIENS.

Les pharmaciens élaborent, préparent les médicaments prescrits par les médecins. La pharmacopée est une science, un art, qui nécessite de longues études, des expériences plusieurs fois réitérées : pour acquérir la connaissance parfaite des innombrables remèdes qu'emploie la médecine, il faut auparavant décomposer, analyser les diverses substances dont on se sert. Or, cette décomposition, cette manipulation, ne peut manquer d'influer sur tous les organes, et particulièrement sur la tête siége des organes dentaires. J'ai dit que les émanations des métaux, des minéraux, et même de quelques végétaux devaient être considérées comme très préjudiciables aux dents. Ces diverses matières se trouvent continuellement entre les mains des pharmaciens qui les élaborent, les préparent, selon les besoins de la médecine. Parmi ces substances prises dans tous les règnes de la nature, il en est plusieurs dont les émanations ont une action directe sur les nerfs, sur les organes dentaires. Le mercure, par exemple, exerce sur toutes les parties de la bouche une influence délétère dont il est souvent impossible d'arrêter les effets. Les poudres minérales, un grand nombre de médicaments à l'état liquide, produisent aussi les mêmes résultats ; je conclus de ces observations qui pourraient être multipliées à l'infini, que les pharmaciens doivent veiller avec un soin tout particulier sur la conservation de leurs dents, parce qu'ils exercent une profession féconde en éléments destructeurs. Quant aux préceptes, à leur donner, je me plais à croire que la connaissance qu'ils ont de presque toutes les matières médicales, surtout de la thérapeutique, me dispense d'entrer dans les moindres détails. Je les préviens seulement qu'ils doivent, autant que possible, se mettre à l'abri des émanations qu'ils savent être nuisibles aux dents et à la bouche en général. La moindre imprudence occasionnerait des affections graves, et les forcerait à recourir à l'art du dentiste.

IV.

LES DROGUISTES.

Les droguistes font en grand ce que les pharmaciens font en petit; ils choisissent, ils classent, ils préparent les nombreuses substances, les divers ingrédients dont la médecine se sert pour remèdes. Un droguiste et un pharmacien passent leur journée aux milieu des émanations des mêmes minéraux, des mêmes végétaux, des mêmes liquides. Cependant, il y a cette différence entr'eux, que le droguiste se bornant à un commencement d'élaboration, n'est pas aussi exposé que le pharmacien qui est obligé de distiller pour ainsi dire goutte à goutte tous les liquides, de pulvériser les substances minérales, ce qui fait qu'il en reçoit les émanations jusqu'à la plus petite parcelle.

Je n'en suis pas moins persuadé que les droguistes courent de très grands dangers, pendant qu'ils se livrent à certaines manipulations, et je leur conseille d'être très prudents, très circonspects, s'ils tiennent à ne pas voir leurs dents salies par des couches de tartre ou rongées par la carie. Le meilleur préservatif pour eux est la vigilance : ils ne doivent négliger aucune précaution pour se soustraire aux principes délétères que renferment les métaux, et même quelques végétaux.

Les lotions quotidiennes, les frictions avec la brosse préserveront longtemps l'émail de toute atteinte.

V.

LES HERBORISTES.

L'herboriste s'occupe de la connaissance des plantes, des simples, et en fait le commerce.

Généralement parlant, l'herboriste souffre des céphalalgies; ses yeux sont dans un état d'irritation continuelle, ses nerfs surexcités. On sait que les moindres commotions à la tête réagissent avec plus ou moins de force sur les dents : voilà pourquoi les herboristes ont les organes dentaires atteints par le tartre, souvent par la carie ; quelquefois leurs gencives se gonflent dans toute leur étendue, comme dans les maladies scorbutiques. On ne peut attribuer ces prédispositions à la perte des dents, qu'à l'odeur des plantes concentrées dans un magasin, et que les herboristes respirent le jour et la nuit. Les plantes qu'on emploie comme remèdes renferment, pour la plupart, des principes nuisibles, et il faut savoir faire l'application de leurs vertus médicales. Les plantes grasses, en se desséchant, prédisposent aux tumeurs, aux fluxions, au tartre : les plantes acides exhalent des émanations corrosives qui attaquent l'émail des dents. L'hygiène dentaire des herboristes se borne à leur conseiller de fréquentes promenades ; l'air extérieur leur est indispensable pour les dégager des mille odeurs qui s'attachent à toutes les parties de leur corps.

—

VI.

LES MÉCANICIENS.

Les mécaniciens forment deux catégories bien distinctes :

1° Les ingénieurs dirigeant les travaux, donnant les plans.

2° Les mécaniciens-ouvriers.

Nous parlerons de ces derniers dans la partie de ce manuel consacrée aux artisans.

Les mécaniciens-ingénieurs rentrent en quelque sorte dans la catégorie des savants et des artistes, parce que, pour exercer cette honorable profession, il est nécessaire de connaître les sciences mathématiques, le dessin et presque tous les beaux-arts. Considérés sous ce point de vue, les mécaniciens sont sujets aux mêmes affections dentaires que les savants et les artistes.

Mais ils ont, en outre, à redouter plusieurs autres atteintes qu'on ne peut attribuer qu'à la nécessité où ils sont souvent de séjourner dans des lieux bas et humides, dans des ateliers dont la température est rendue incandescente par le feu des fourneaux. Sur le bord des rivières où ils surveillent le placement de leurs machines, ils contractent des fluxions, des prédispositions scorbutiques. Près des fournaux, leur tête s'échauffe, se couvre de sueur, et lorsqu'ils sortent en plein air, ils s'exposent à des odontalgies très aiguës.

L'hygiène leur prescrit de ne pas changer trop brusquement de température, d'éviter les courants d'air et de calorique; d'attirer, autant que possible, le sang aux pieds. Les préceptes généraux, joints à des soins particuliers, tels que les gargarismes, les lotions, les soins du dentiste, maintiendront les organes dentaires dans un parfait état de conservation.

VII.

LES NÉGOCIANTS.

L'industrie et le négoce, qui, de nos jours, envahissent toutes les classes de la société, ont pour premier résultat d'éloigner l'homme de ses habitudes naturelles ; l'industrie, source de tant de biens, est aussi la cause de grandes souffrances ; en effet, les personnes qui s'occupent de haut négoce, sont sujettes à un très grand nombre de maladies ; les organes dentaires en reçoivent nécessairement le contre-coup. Aussi voyons-nous des négociants très souvent atteints d'odontalgies sanguines, de tumeurs ; leurs dents se carient facilement, parce que, enfermés toute la journée dans leurs comptoirs, ils y respirent un air lourd. Je leur conseille un grand exercice le soir et le matin ; l'abstinence de tout aliment échauffant ; ils ne doivent pas prolonger leurs veilles. Les dentifrices toniques et anti-scorbutiques sont très efficaces pour eux. Si le tartre et la carie prennent un trop fort développement, ils ne doivent pas hésiter à livrer la partie malade à l'instrument du dentiste : il vaut mieux sacrifier une dent que de les perdre toutes.

VIII.

LES BANQUIERS.

S'il fallait en croire le vulgaire, les banquiers seraient les enfants gâtés de la fortune ; pour eux le bonheur se présenterait, se multiplierait sous les formes les plus riantes. Cependant, il n'en est pas ainsi : les banquiers sont sujets à une foule d'infirmités opiniâtres et cruelles.

La goutte, les rhumatismes sont les suites inséparables de leur vie sédentaire. Les odontalgies sanguines, les fluxions, la carie sèche et mille autres affections attaquent et détériorent rapidement leurs organes dentaires. L'existence d'un homme qui fait le commerce de l'argent est troublée par tant d'inquiétudes, secouée par tant de vicissitudes, que le système nerveux en reçoit une commotion violente. Voilà pourquoi les banquiers et généralement toutes les personnes qui passent leur vie dans des comptoirs, des bureaux, éprouvent de violents maux de tête et perdent leurs dents de bonne heure.

Pour eux, l'hygiène dentaire est la même que pour les savants et les artistes, parce que leurs occupations tiennent le milieu entre ces deux professions.

IX.

LES FABRICANTS.

Condamnés à demeurer presque toute la journée avec leurs ouvriers, à surveiller leurs travaux, les fabricants ou chefs de fabrique partagent les maladies des personnes qu'ils ont sous leur direction.

Ainsi, les fabricants de drap, les filateurs de coton, sont affligés d'ophthalmies chroniques, de l'étiolement des tissus, de violents maux de tête, et d'odontalgies qui entraînent parfois la chute des dents.

Les papetiers contractent, dans les lieux bas et humides où, le plus souvent, sont situées leurs fabriques, des fluxions, des tumeurs scrofuleuses qui engendrent des nécroses dans la région buccale.

Les chefs de fabrique où on fond, où on élabore les métaux, sont continuellement exposés aux coups d'air qu'on doit généralement assigner pour cause première aux nombreuses variétés d'odontalgies.

Aux *premiers*, qui vivent dans des lieux étroits et confinés, je conseille d'aérer l'endroit qu'ils habitent, de faire usage de composés chimiques absorbants, désinfectants, surtout dans les cas où les émanations animales auraient lieu. Je leur conseille aussi, tant dans leur intérêt que celui de leurs ouvriers d'agrandir leurs ateliers, de telle sorte que 24 mètres cubes d'air soient répartis entre chaque personne.

6

Aux *seconds*, qui vivent dans une atmosphère chaude et brûlante, je conseille des ventilateurs qui fassent circuler, en quantité suffisante, un air frais et pur.

Des boissons rafraîchissantes alternées avec des boissons alcooliques.

On compte encore quelques autres catégories de fabricants qui ont à diriger des ateliers infectés de corps pulvérulents, de corpuscules fins et déliés, de nature végétale, animale ou minérale; de vapeurs mercurielles, saturnines ou cuivreuses. Je leur conseille, lorsqu'ils entrent dans leurs fabriques de se couvrir de tissus légers, à mailles très rapprochées, devant la bouche, le nez, les yeux et les oreilles;

D'établir des courants d'air convenablement disposés;

D'entretenir, avec les plus grands soins, la propreté du corps, des mains, et du visage surtout.

Ces précautions observées régulièrement, leur épargneront de violents maux de dents; une triste expérience doit leur avoir appris combien les vapeurs mercurielles et cuivreuses sont funestes aux organes dentaires. Qu'ils se précautionnent donc contre ce poison subtil, et que leur exemple, suivi par les ouvriers, les préserve aussi des déplorables affections qui résistent le plus souvent aux remèdes les plus efficaces, et à tous les moyens inventés par la médecine et la chirurgie dentaires.

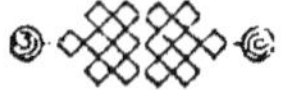

TROISIÈME PARTIE.

HYGIÈNE DENTAIRE

APPLIQUÉE AUX PROFESSIONS MANUELLES.

Les Artisans.

I.

LES TRAVAILLEURS EN PLEIN AIR.

Les travailleurs en plein air, catégorie qui comprend toutes les personnes qui s'occupent des travaux d'agriculture, ont de tout temps excité l'intérêt et la sollicitude des médecins. Le célèbre Tissot dans *ses conseils au peuple, sur les moyens de conserver la santé*, leur a consacré un très long chapitre. C'est que cette classe, une des plus intéressante de la société, est sujette à toutes les affections dépendantes des nombreuses variations de la température. La pluie, le froid, le chaud, le vent glacé de l'hiver, le souffle brûlant de l'autan, combattent sans cesse la force de leur constitution. L'homme des champs n'évite qu'avec de grandes précautions les catharres, les inflammations, les rhumatismes.

Inutile de dire que ses organes dentaires éprouvent la funeste influence de la température et du mauvais temps. Il n'est pas rare de voir des cultivateurs édentés à la fleur de leur âge, par suite de fluxions occasionnées par le passage subit d'une température chaude à une température froide.

Éloignés des grandes villes, ils ne sont pas à portée de recourir à l'art du dentiste: voilà pourquoi, ils ont besoin plus que tous les autres de nos conseils, et de préceptes hygiéniques.

Les travailleurs en plein air ne doivent jamais sortir nue-tête; ils doivent aussi rejeter les coiffures trop lourdes.

Je leur conseille de porter habituellement des vêtements de laine, qui absorbent la sueur, mieux que les habits de toile. De prendre leurs aliments, ni trop chauds ni trop froids;

D'éviter de boire froid après avoir mangé des aliments chauds;

D'entretenir la propreté de la bouche ;

De rincer leurs dents avec des toniques ; ils pourront suppléer aux dentifrices, en mâchant du cresson, qui est un puissant anti-scorbutique et raffermit les gencives ;

De faire promptement le sacrifice des dents cariées, et de ne pas attendre que leur contact ait détérioré les autres.

II.

TISSERANDS, FABRICANTS DE DRAP ET FILEURS DE COTON.

Ces ouvriers travaillant ordinairement dans des lieux bas, humides, mal aérés, mal chauffés, ou remplis de vapeur, sont sujets aux affections de voies aériennes occasionnées par les parcelles qui se détachent des matières mises en œuvre, aux maladies de poitrine. Leur bouche se dessèche, s'enflamme, la muqueuse buccale s'irrite, et ces symptômes ne sont que les avant-coureurs de la carie sèche, des invasions du tartre. Leurs dents s'écaillent, tombent par morceaux, et le plus souvent l'art du dentiste ne pourrait arrêter les ravages du mal qu'on a laissé trop empirer.

Ces ouvriers pour conserver leurs organes dentaires, doivent, toutes les fois qu'ils le peuvent, sortir pour prendre l'air, se promener hors des ateliers, choisir des boissons émollientes et combattre, par la plus exacte propreté, les nombreuses affections auxquelles ils sont sujets.

III.

LES FORGERONS, LES TUILIERS ET LES CHAUFOURNIERS.

Exposés continuellement à l'ardeur du feu, ces ouvriers perdent, par une transpiration forcée, la plus grande partie de leur force vitale : aussi sont-ils presque tous maigres, exténués. La vue des flammes endolorit leurs yeux qui s'éraillent et prennent une forte couleur rouge.

Leurs pénibles travaux les mettent dans un état fébrile qui porte l'inflammation dans leurs poitrines.

Faire la nomenclature des maladies dentaires des forgerons, des tuiliers, des chaufourniers, ce serait énumérer toutes les fâcheuses influences des variations de température. Résumons les faits principaux.

Les forgerons, toujours près de leurs fourneaux ou courbés sur leurs enclumes, battant le fer rouge, sont exposés en même temps au contact de l'air extérieur qui pénètre dans les endroits où ils travaillent. Cette ventilation occasionne des fluxions, des tumeurs et des odontalgies sanguines.

Les tuiliers placés à peu de distance d'une fournaise ardente, se rôtissent le devant de la figure et sont glacés par derrière. On conçoit que les deux influences contraires agissant en même temps, il y a souvent suppression de transpiration qui détermine les maux de dents les plus cruels.

Il en est de même des chaufourniers qui se trouvent sous l'influence du feu et de l'air froid.

Ici l'hygiène dentaire n'a pas et ne peut avoir de règle fixe ; elle se borne à prescrire aux ouvriers de se couvrir de bons vêtements, aussitôt qu'ils veulent prendre quelque repos; de se mettre, autant que possible, à l'abri de l'air extérieur et de toute ventilation.

Je leur conseille aussi de boire des liqueurs toniques et même alcooliques , dont l'effet immédiat est de resserrer les pores et de rendre la transpiration moins abondante.

Dans les cas de sueur rentrée , ils auront recours aux sudorifiques; et, dans les cas d'odontalgie , la vapeur de quelques plantes aromatiques, dirigée vers la tête , leur produira un effet bienfaisant.

IV.

LES CUISINIERS, LES PATISSIERS, LES DISTILLATEURS.

Ces ouvriers sont comme ceux dont je viens de parler exposés à l'ardeur du feu ; mais il y a dans leur genre de travail certaines causes délétères qu'il n'est pas hors de propos de signaler.

Les cuisiniers, vivant continuellement dans des lieux bas, où ils respirent les émanations des viandes et des légumes, sont sujets au pléthore, aux maladies bilieuses. Les ventilations qui règnent ordinairement dans les cuisines occasionnent des coups d'air, des tumeurs aux gencives. Les affections dentaires des cuisiniers se réduisent à l'odontalgie sanguine, aux envahissements du tartre, aux ravages de la carie. Pour eux les mesures de propreté sont indispensables, s'ils tiennent à conserver leurs dents. D'ailleurs ils emploient pour leurs sauces et leurs ragoûts des acides, des stimulants qui sont très nuisibles aux diverses parties de la bouche. Je leur conseille l'usage fréquent de dentifrices toniques et émollients. Mon eau anti-scorbutique sera pour eux un préservatif des plus efficaces.

Les pâtissiers respirent des molécules de farine qui s'évaporent pendant le travail de la manipulation. Ces émanations finissent par devenir très funestes aux dents. Exposés comme les chaufourniers aux ardeurs du feu, ils ont les mêmes infirmités, et doivent suivre les mêmes remèdes prescrits par l'hygiène dentaire.

Les distillateurs vivent aussi dans des lieux

où la température est très élevée ; ils sont, en outre, en contact avec des liquides dont l'ébullition produit des émanations acidulées qui attaquent l'émail des dents et le décomposent rapidement. Le moyen le plus efficace pour se mettre à l'abri des affections dentaires, sera, pour eux, d'user de dentifrices émollients, de se gargariser souvent la bouche avec du miel rosat, qui l'entretiendra dans un état de fraîcheur convenable, contrebalancera l'effet des acides.

V.

LES MODISTES ET LES COUTURIÈRES.

Travaillant toujours assises, dans une attitude contraire à la santé, les modistes et les couturières sont, à cause de leurs occupations sédentaires, sujettes à plusieurs affections très graves, telles que les rachitismes, les maladies de poitrine, ophtalmies chroniques, et les tumeurs scrofuleuses. On sait que le virus scrofuleux, quel que soit son mode de développement, porte principalement sur la bouche et les organes dentaires.

Pour détruire le mal dans sa racine , il convient de prescrire aux modistes, aux couturières et autres ouvrières dont les travaux sont à peu près les mêmes, des aliments assez substantiels pour entretenir tous les organes dans leur état normal. Elles ne doivent pas trop prolonger leurs veilles, parce que les travaux d'aiguille exécutés à la chandelle, ont pour résultat des ophthalmies qui réagissent immédiatement sur les organes dentaires ; elles éviteront avec soin de couper le fil avec les dents ; ce qui les use et les ébranle à la longue.

La propreté de la bouche, des frictions et des lotions toniques préserveront leurs dents d'une décomposition prématurée.

VI.

LES DOREURS SUR MÉTAUX, LES ÉTAMEURS DE GLACES, LES BROYEURS DE COULEURS.

Ces trois catégories d'ouvriers ont à peine terminé leur apprentissage que des inflammations intestinales se déclarent avec la plus grande violence, et réagissent sur toutes les parties de la bouche.

Les doreurs sur métaux emploient des acides dont l'action délétère décompose l'émail des dents, ronge les gencives qui laissent souvent à nu les alvéoles.

Les étameurs de glaces se servent de compositions mercurielles dont tout le monde connaît l'action terrible sur les organes dentères.

Les broyeurs de couleurs absorbent des émanations de thérébentine et autres substances acides qui produisent la carie et accumulent sur les dents d'épaisses couches de tartre.

Ces affections, avec leurs caractères, leurs symptômes particuliers, sont toutes très dangereuses.

Le plus sûr moyen de les prévenir est d'employer les anti-scorbutiques, avant que le mal ait fait de grands progrès ; on peut même en atténuer les effets en mâchant du cresson le soir et le matin. Mais par-dessus tout, je conseille à ces ouvriers de prendre les plus grandes précautions pour absorber le moins possible les émanations des substances qu'ils manient, qu'ils élaborent, qu'ils décomposent toute la journée.

VII.

LES FONDEURS EN CARACTÈRES D'IMPRIMERIE ET LES FABRICANTS DE CÉRUSE.

Les fondeurs en caractères d'imprimerie respirent continuellement un air surchargé de molécules délétères pour les dents, surtout de régule d'antimoine qui entre pour une grande partie dans la composition du métal typographique. J'ai remarqué plusieurs fois, et surtout dans les fonderies anglaises, que les ouvriers sont presque tous édentés.

Voici comment commence et progresse le mal. Les dents prennent d'abord une teinte verdâtre; insensiblement elles se couvrent dans toute leur surface d'une épaisse couche de tartre rougeâtre qui envahit d'abord les incisives et les canines, plus exposées que les autres aux émanations du fourneau. Le régule ronge les gencives : les dents se déchaussent, deviennent vacillantes et tombent presque sans douleur. La bouche des malades exhale une odeur insupportable, et on y remarque à peu près les mêmes symptômes que dans les cas du scorbut marin.

L'art du dentiste a des moyens puissants pour neutraliser ces graves atteintes ; mais il faut saisir le mal aussitôt qu'il commence et l'empêcher de prendre un trop grand développement. Lorsque l'émail des dents est encore intact, il suffit de les frictionner avec une brosse imbibée d'eau anti-scorbutique. Si le tartre a déjà envahi les arcades dentaires, il faut l'enlever avec les instruments, et renouveler souvent l'opération.

Mon eau anti-scorbutique est un des plus puissants préservatifs pour les fondeurs en caractères d'imprimerie.

Les fabricants de céruse étant sujets aux mêmes affections, ils doivent par conséquent suivre les mêmes préceptes d'hygiène dentaire.

VIII.

LES FAÏENCIERS, LES POTIERS DE TERRE, LES CHAUDRONNIERS.

Ces ouvriers maniant sans cesse le plomb, le mercure, le régule d'antimoine, le cuivre, sont sujets à des inflammations d'entrailles, à des affections nerveuses, et il n'est pas de métier plus contraire à la santé.

Les faïenciers et les potiers emploient pour leurs préparations le régule d'antimoine dont j'ai déjà signalé les funestes effets sur la denture humaine; ils sont en outre exposés aux fluxions occasionnées par la chaleur ardente des fours. Des lotions anti-scorbutiques, des précautions pour ne point passer trop rapidement d'une température chaude à une température froide, sont les seuls préservatifs qu'ait trouvé jusqu'à ce jour l'hygiène dentaire.

La perte des dents chez les chaudronniers est moins prompte, mais plus douloureuse. Le cuivre battu par le marteau laisse échapper des parcelles imperceptibles qui se répandent dans l'air, s'incorporent avec lui, et vont se figer sur les dents. J'ai déjà dit que parmi les métaux, il en est plusieurs dont le contact et les émanations sont très funestes aux organes dentaires ; le cuivre doit être placé en première ligne. On s'en convaincra facilement si on examine les dents des ouvriers en chaudronnerie ; après un certain temps les dents prennent une couleur terne qui devient presque noire ou cuivrée, à mesure que le mal fait de plus grands progrès.

Certainement le préservatif le plus sûr pour les chaudronniers et autres ouvriers sur cuivre serait de tenir devant la bouche un linge qui, tout en leur laissant pleine et entière liberté pour respirer, empêcherait les molécules de métal d'arriver jusqu'aux dents ; mais comme leur travail exige un grand déploiement de forces musculaires, il ne leur est guère possible de prendre ces précautions. Il faut donc que l'art du dentiste trouve d'autres moyens de prévenir les affections et de les faire disparaître lorsqu'elles ont envahi les arcades dentaires.

Les préservatifs consistent à veiller attentivement à ce que la bouche soit dans un état de propreté parfaite ; à se rincer les dents avec une brosse imbibée d'anti-scorbutiques ou de substances émollientes, lorsque les gencives sont enflammées. Si le mal a déjà acquis de l'intensité, la main du dentiste peut seule en arrêter les progrès en enlevant avec l'acier le tartre qui couvre les dents ; tartre dont les couches sont en partie composées de molécules de cuivre amoncelées les unes sur les autres. Il est même des cas où il est. indispensable d'extraire quelques dents ; mais avec les remèdes qu'on a découverts depuis quelques années, on parvient presque toujours à vaincre les affections même les plus invétérées.

IX.

LES OUVRIERS EN SOIE, LES FILEURS DE LAINE OU DE COTON, LES MATELASSIERS.

Lorsqu'on entre dans une filature on est étonné de respirer avec difficulté ; on attribue d'abord cette indisposition instantanée à la rareté de l'air, qui ne circule jamais bien dans les ateliers ; mais une toux qui se déclare quelquefois avec violence, ne tarde pas à vous avertir que l'espèce de suffocation que vous éprouvez, provient des corpuscules fins et légers qui pénètrent dans l'intérieur des organes pulmonaires; ces corpuscules, ces fibrilles proviennent des matières qu'on travaille. On comprend facilement que ces corpuscules finissent par se fixer sur les dents ou dans leurs interstices; ils commencent par y engendrer une malpropreté qui produit elle-même des couches de tartre, si les ouvriers négligent les soins de la bouche.

Dans un voyage que je fis il y a quelques années à Lyon, je fus fort étonné en visitant les ateliers de *canuts* (ouvriers en soie), de voir la plupart de ces malheureux privés de dents. J'étudiai le mal dans son principe et dans son développement; et lorsque j'en connus la véritable cause, j'indiquai le remède qui consiste principalement :

1° Dans une grande propreté qui est, dans tous les cas, le meilleur moyen de préserver la bouche des affections qui la détériorent ;

2° Dans un régime doux, très substantiel, et composé pourtant d'aliments de facile digestion, parce que les ouvriers en soie travaillent communément assis ;

3° Dans des lotions buccales, et des frictions

quotidiennes avec une brosse douce imbibée d'un dentifrice très fin, ou mieux d'eau anti-scorbutique.

Les filateurs de laine et de coton , et surtout les matelassiers qui sont encore plus exposés à absorber par la respiration une très grande quantité de molécules , doivent suivre le même régime dentaire; aux sujets nerveux , on peut conseiller quelques bains tièdes.

X.

IMPRIMEURS ET COMPOSITEURS.

Les imprimeurs et les compositeurs et générale-ment toutes les personnes qui travaillent dans les imprimeries sont sujettes à certaines maladies dont le caractère et les symptômes ont quelque chose de particulier ; les médecins signalent chez ces ouvriers l'infiltration des membranes thora-chiques, les affections rhumatismales, les varices, les ulcères des jambes.

Les dentistes ont aussi observé que les imprimeurs et les compositeurs ont des affections dans les organes dentaires qui leur sont spéciales.

Debout toute la journée devant sa casse, le compositeur, les yeux continuellement fixés sur le manuscrit et les caractères qu'il met en ordre, est sujet aux ophthalmies, aux névralgies cérébrales, et parconséquent aux maux de dents. Ces douleurs se déclarent chez lui par des tumeurs ou des symptômes aigus. Ordinairement ces odontalgies sont sanguines ; mais dans quelques cas, elles sont causées par la surexcitation des nerfs et surtout du nerf optique. L'hygiène prescrit aux compositeurs les émollients, les calmants et l'abstinence de toute liqueur forte : des bains de pied sinapisés calment aussi leurs maux de dents et en empêchent le retour.

Les imprimeurs restent debout comme les compositeurs; mais leur fatigue est beaucoup plus grande, parce que pour mettre la presse en mouvement, ils sont obligés de déployer toute la force de leurs bras. La transpiration est souvent arrêtée par la ventilation, et il s'en suit de violents maux de tête, suivis d'odontalgies. Ils adopteront l'usage de liqueurs toniques pour empêcher que la transpiration ne soit trop abondante; l'usage de gilets de laine sur la peau. Les bains de pied leur seront aussi salutaires.

XI.

LES MENUISIERS, LES CHARRONS ET LES BUCHERONS.

Ces ouvriers, travaillant ordinairement en plein air ou sous des auvents non fermés, se trouvent exposés à toutes les vicissitudes de l'atmosphère. Leur travail, très fatigant, détermine le gonflement des membrans thorachiques, les varices et des ulcères aux jambes. Le sang, fortement agité, se porte aussi quelquefois à la tête, et en si grande abondance, qu'il en résulte des céphalalgies, des maux de dents qui deviennent insupportables. Les coups d'air aggravent le malaise ; les organes dentaires se décomposent rapidement, et il est très commun de voir des menuisiers dont les dents se couvrent de tartre ou se carient en très peu de temps, s'ils ne prennent les précautions nécessaires.

Je leur conseille d'éviter la transpiration trop abondante ; de se tenir à l'abri de l'air extérieur, si la température de l'endroit où ils travaillent est beaucoup plus forte que la température du dehors. Les soins de propreté, les bains de pied, les lotions avec des toniques, ne seront jamais pour eux sans bons résultats.

L'hygiène dentaire est la même pour les bucherons qui travaillent aussi en plein air. Ces derniers doivent surtout se garantir de l'humidité, de la pluie, qui est toujours très funeste aux dents.

XII.

LES COURRIERS ET LES SOLDATS DE CAVALERIE.

Les courriers, voyageant nuit et jour, presque à découvert, reçoivent toutes les impressions de l'atmosphère; ils sont exposés pendant l'été aux ardeurs du soleil, et pendant l'hiver à un froid glacial : ces deux températures extrêmes sont également funestes aux dents. Cependant, il est des moyens d'atténuer les effets de leur pénible profession. Ainsi, pendant l'hiver, ils doivent se couvrir autant que possible pour se garantir du froid et de l'humidité ; pendant l'été, ils doivent se méfier de la fraîcheur de l'air, produite par la ventilation de la voiture. Ils feront bien de mettre un foulard sur la bouche. Les maladies dentaires des courriers se déclarent par des symptômes particuliers et généraux : leurs dents sont le plus souvent atteintes par la carie sèche, par le tartre, par des fluxions. On remarque aussi chez eux quelques cas d'affections scorbutiques. Le dentiste, comme le médecin, leur défend l'usage des alcools, parce que leur genre de vie est assez échauffant par lui-même, et que toutes les inflammations influent sur les dents. Je leur conseille de fumer, mais sans excès ; la vapeur du tabac tonifiera leurs gencives ; de suivre un régime calmant, de se rincer la bouche après chaque repas.

Les mêmes conseils s'adressent aux soldats de cavalerie.

XIII.

LES BOULANGERS, LES PLATRIERS.

Les boulangers sont sujets aux maladies de poitrine, aux ophthalmies occasionnées par la légère poussière de farine répandue dans l'air qu'ils respirent. Ces molécules pénètrent dans les poumons et gènent la respiration ; elles pénètrent aussi dans les yeux, qui se gonflent et deviennent d'un rouge sanglant. Ces affections, qui ne sont pas d'abord très douloureuses, réagissent sur les dents qui, couvertes et imprégnées de parcelles de farine, se carient ou disparaissent sous des couches de tartre plus ou moins épaisses.

La propreté, régulièrement entretenue, est le meilleur préservatif pour les boulangers, dans les cas de maladies dentaires : quelques sangsues appliquées à temps et à propos, des lotions partielles, des bains entiers, opéreront une guérison complète.

Les plâtriers suivront aussi la même hygiène. Il faut en outre qu'ils aient de temps en temps recours aux purgatifs, parce que les molécules de plâtre forment souvent des dépôts. Les émanations de la chaux détériorent promptement les dents, corrodent les gencives. Il est urgent que les ouvriers qui manient ces substances, prennent tous les moyens pour en atténuer les effets délétères.

XIV.

,

LES CHARRETIERS, LES PALEFRENIERS.

Les charretiers et les palefreniers n'ont pas, à proprement parler, d'affections dentaires qui leur soient spéciales ; mais ils sont exposés aux contusions et à la morve. Tout le monde sait que cette cruelle maladie détruit complétement ou paralyse tous les organes de la tête et du visage. Il s'ensuit que les dents échappent rarement au fléau. Les deux arcades dentaires sont dévastées. L'hygiène dentaire est impuissante dans ces cas ; elle se borne à conseiller de recourir à la médecine qui étudie la nature, les symptômes et les progrès de la morve, effrayante maladie contre laquelle échouent ordinairement les ressources les plus puissances de la science et de l'art.

XV.

LES MINEURS.

Les ouvriers qui exercent cette pénible profession, vivent sous terre où ils respirent un air ordinairement corrompu. Mais là ne gît pas la plus grande cause des affections dentaires.

Examinons d'abord les diverses catégories des mineurs.

Les uns sont occupés à extraire le minerai de fer, et vivent dans une atmosphère chargée d'exhalaisons suffureuses.

Les autres extraient le charbon des entrailles de la terre, respirent en trop grande abondance le gaz carbonique, les vapeurs de souffre.

D'autres enfin tirent du plomb, du mercure. Cette dernière substance est, comme je l'ai déjà dit, un poison violent pour les organes dentaires.

Pour ces trois catégories de mineurs, l'hygiène est, à proprement parler, impuissante, elle n'a que des conseils à donner, et tous les conseils se résument à dire que les mineurs doivent recourir à tous les moyens possibles pour se garantir des émanations du minerai. Je leur prescris comme préservatif, l'usage du cresson et autres substances anti-scorbutiques.

XVI.

LES CONDUCTEURS ET CHAUFFEURS DE MACHINES A VAPEUR.

Les conducteurs de machines à vapeur exposés à l'air qui est fendu avec la plus grande rapidité, sont généralement atteints de fluxions et d'odontalgies qui se développent quelquefois avec les symptômes les plus alarmants.

Je leur prescris de couvrir leur bouche pour que les organes dentaires ne soient pas trop fortement impressionnés par les colonnes d'air que la célérité des machines met en mouvement.

Les chauffeurs penchés sur les fourneaux sont exposés aux mêmes affections que les forgerons et les chaufourniers ; ils rentrent donc dans cette catégorie pour l'hygiène dentaire.

XVII.

LES BLANCHISSEUSES, LES DÉBARDEURS, LES HOMMES DES PORTS, LES PLONGEURS.

Cette catégorie d'ouvriers, toujours en contact avec l'eau, est sujette à toutes les variétés d'odontalgies : je ne parle pas des nombreuses maladies, des angines, des rhumatismes, des fluxions de poitrine qui abrègent leur existence ou la mettent sous l'influence des douleurs qui tourmentent notre pauvre humanité.

J'ai remarqué que les blanchisseuses ont les gencives saignantes ou blanchâtres, suivant les symptômes de l'affection buccale. Leurs dents commencent par se couvrir de tartre et ne tardent pas à se carier si elles ne prennent les précautions nécessaires pour les préserver des ravages d'une prompte décomposition. Le contact de l'eau cause souvent des suppressions qui réagissent avec violence sur la région cérébrale, et entraînent de violents maux de dents. Pour elles, les préceptes d'hygiène dentaire se divisent en deux classes : *préservatifs* et *curatifs*.

Les préservatifs consistent à éviter le contact subit et immédiat de l'eau chaude et de l'eau froide ; elles doivent, autant que possible, mettre quelques instants d'intervalle avant de s'exposer à ces deux températures.

Les curatifs se bornent à leur prescrire la plus grande propreté, des bains de pied lorsque le sang se porte à la tête ; des sangsues ; des sudorifiques. Les blanchisseuses habitent ordinairement des lieux bas et humides, les anti-scorbutiques leur sont très favorables.

Les débardeurs, les plongeurs, les hommes des ports ont les mêmes affections dentaires ; je leur conseille donc de suivre le même régime, sauf les changements que nécessitent la force du tempérament et les symptômes de la maladie qui se déclare.

XVIII.

LES OUVRIERS ET OUVRIÈRES OCCUPES DU PEIGNAGE, DU FILAGE ET DU TISSAGE DU CHANVRE.

Ces ouvriers, disent les docteurs Villermé et Fulmouche, qui ont fait sur les maladies des artisans des recherches particulières, sont sujets à des accidents qui peuvent se résumer de la manière suivante :

Maladies de poitrine, suppression brusque de la sueur des pieds ;

Sécheresse de la bouche et du gosier ;

Rougeurs et engorgement des paupières avec ou sans érosion ;

Inflammation érosive des papilles de la langue ;

Inflammation érythématheuse de la muqueuse buccale.

Il est facile de voir que toutes les affections que je viens d'énumérer influent plus ou moins directement sur les organes dentaires. L'inflammation de la muqueuse buccale atteint les gen-

cives, qui, réduites à l'état morbide, laissent
les dents à découvert. La sécheresse de la bouche
et du gosier engendre la carie sèche qui détruit
l'émail avec une rapidité effrayante. Les engorgements des paupières font affluer le sang à
la tête, et déterminent de violentes odontalgies.

Ici l'hygiène dentaire aurait beaucoup à faire,
ses moyens sont impuissants dans plusieurs cas ;
cepend ant elle a des remèdes qui peuvent prévenir le mal et en atténuer les effets.

Des lotions faites avec des émollients, entre-
tiendront la bouche dans un état de fraîcheur et
d'humidité suffisant pour fournir aux dents les
sucs nutritifs qui leur sont nécessaires.

Des sangsues, des bains de pied feront disparaître les rougeurs et les engorgements des paupières.

Les gargarismes avec des calmants apaiseront
l'inflammation de la muqueuse buccale.

—

XIX.

LES BOUCHERS, LES MÉGISSIERS, LES TANNEURS.

Les bouchers absorbent par les poumons et par les pores un air continuellement saturé de molécules animales. Cette absorption est, généralement parlant, favorable à la santé, puisque les bouchers se font tous remarquer par leur teint fleuri, leur embonpoint, leur force musculaire.

Mais ici, comme ailleurs, la médaille a son revers. Cette grande absorption de substances animales, prédispose les bouchers aux congestions célébrales, et à toutes les maladies aiguës. De ce nombre sont les odontalgies qui se développent souvent chez eux avec des symptômes alarmants.

L'hygiène dentaire doit leur prescrire de fréquentes applications de sangsues, des bains de pied pour prévenir les congestions au cerveau.

Outre ces prédispositions à des affections si graves, si dangereuses, les bouchers sont exposés à des maladies pestilentielles, contagieuses, qu'ils contractent pendant les chaleurs de l'été dans les abattoirs; mais rarement ces maladies influent sur les organes dentaires.

Je conseille aux bouchers le régime végétal; la plus grande sobriété dans leurs repas: des gargarismes émollients pour empêcher les odontalgies sanguines auxquelles ils sont principalement sujets : ils doivent se rincer la bouche avec la brosse imbibée de substances et de dentifrices qui purifieront leurs dents de toutes les molécules animales.

Les mégissiers sont dans le même cas que les bouchers, ainsi que les tanneurs : mais ces derniers, enfermés dans des lieux où ils respirent un air fétide, surchargé de molécules qui proviennent de matières en putréfaction, sont de plus exposés à la carie humide dont les progrès sont si rapides, et qui se termine souvent par la nécrose: la propreté, nécessaire pour tous, est indispensable pour les tanneurs. Je crois que l'usage modéré de la pipe leur est favorable.

XX.

LES MARCHANDS DE VIN, DISTILLATEURS D'EAU-DE-VIE, LIQUORISTES, BRASSEURS.

Sans boire de liqueurs, les personnes occupées tout le jour à les transvaser, sont parfois attaquées d'une ivresse qui les incommode beaucoup.

Etmuller et d'autres médecins attribuent cette ivresse à l'alcali volatil ou au souffle narcotique du vin.

L'air est saturé de parties volatiles qui affectent d'abord le sang, mettent le fluide vital en fermentation et attaquent tous les esprits animaux.

Sous cette influence, les marchands de vin sont sujets aux odontalgies sanguines qui prennent quelquefois un très grand développement et nécessitent l'extraction de plusieurs dents. Néanmoins on n'aura pas besoin de recourir à ce moyen extrême si on boit modérément, si on applique des sangsues à temps et à propos, si on

prend des bains de pieds sinapisés, pour empêcher les congestions cérébrales.

Les brasseurs et les buveurs de bierre sont exposés aux mêmes affections que les marchands
de vin; mais chez eux, les odontalgies sont plutôt nerveuses que sanguines. Les émanations acides produites par la fermentation des grains et du
houblon altèrent l'émail des dents, et prédisposent aux affections scorbutiques. Les brasseurs
ont principalement besoin d'une grande propreté, pour que les gencives et les interstices dentaires, ne restent pas surchargés de molécules
végétales que la fermentation a décomposées.

Il en est de même des liquoristes, dont les organes dentaires se trouvent continuellement sous
l'influence des émanations alcooliques qui se répandent dans l'air pendant la distillation.

XXI.

SAGES-FEMMES ET NOURRICES.

Les sages-femmes et les nourrices, quoique
leur travail ne soit pas, à proprement parler,
manuel, n'en appartiennent pas moins à la catégorie des artisans.

Les sages-femmes sont sujettes à une infinité

de maladies qu'on trouve longuement décrites dans l'ouvrage de Ramanzini; mais je ne dois m'occuper que des affections dentaires.

Tous les médecins s'accordent à dire que le sang qui provient pendant le travail de l'enfantement, renferme des principes vénéneux, et ils citent plusieurs faits à l'appui de leurs assertions. Les sages-femmes doivent se tenir en garde pour que la région buccale n'en reçoive pas une seule molécule. Ramanzini rapporte que plusieurs femmes imprudentes ont été atteintes d'aphtes, d'affections scorbutiques et de symptômes scrofuleux.

Les nourrices, obligées de s'éveiller à toute heure de la nuit pour présenter le sein à leurs nourrissons, sont sujettes aux affections vulgairement connues sous la dénomination de *coups d'air*, aux fluxions, aux aphtes, parce que leur sang, pendant tout le temps qu'elles allaitent, est dans une sorte de révolution. J'ai vu plusieurs nourrices dont les dents s'étaient cariées en peu de temps

L'hygiène dentaire leur prescrit une vie calme et uniforme, des aliments substantiels. Les bains de pied et les sangsues produisent, dans quelques cas, les effets les plus salutaires.

Je crois qu'il est important de faire observer

aux mères de famille de bien surveiller la denture des nourrices, indice de la santé. Le lait jouera plus tard un grand rôle dans l'organisation physique de leurs enfants qui héritent ordinairement du bon ou du faible tempérament de leurs nourrices.

XXII.

LES CHARBONNIERS ET LES RAMONEURS.

On croit généralement que le charbon et la suie sont très propres à nettoyer les dents, parce que les incisives des charbonniers et des ramoneurs paraissent d'une éclatante blancheur. On ne remarque pas que cet éclat apparent n'est que l'effet produit par la noirceur du visage, et le contraste. Cependant on ne peut nier que le charbon ne purifie les gencives ; mais on ne doit pas conclure de cette vertu du charbon, que ses émanations soient propices aux dents. En effet, ces émanations sont sulfureuses, et tout le monde sait que rien plus que le soufre n'altère l'émail des dents.

La suie est une des substances les plus acides, les plus corrosives que nous connaissions. Il ne faut pas donc se fier à la blancheur des dents des ramoneurs ; si on les examine de plus près, on verra le plus souvent qu'elles sont rongées par la carie ou envahies par des couches de tartre rougeâtre.

L'hygiène dentaire se borne à prescrire aux charbonniers et aux ramoneurs des frictions quotidiennes avec des dentifrices à l'état solide ou liquide ; c'est le plus sûr moyen d'enlever les molécules de substances délétères qui s'infiltrent dans les interstices des dents et y engendrent toutes les variétés de carie.

XXIII.

J'aurais encore à parler de quelques autres catégories d'artisans ; à dire, par exemple que les chapeliers, les boyaudiers, les fondeurs de suif, les fabricants de chandelles, sont sujets à des toux sèches, persistantes ; aux odontalgies nerveuses, à la carie humide. Mais je crains que mes lecteurs ne trouvent cette énumération trop longue, et avec d'autant plus de raison, que les affections dentaires se ressemblent beaucoup, à quelques légères modifications près. J'ai voulu pourtant que chaque artisan trouvât dans mon Manuel des conseils et des remèdes appropriés à la profession qu'il exerce, et pour cela je suis entré dans de nombreux détails. Si quelqu'un me blâmait d'avoir consacré tant de pages aux maladies dentaires des ouvriers, je leur répondrais que, de tout temps, on s'est beaucoup occupé de l'hygiène générale des artisans : il fallait que l'art du dentiste payât aussi sa dette à cette classe si nombreuse et si intéressante de la société !...

Au reste, voici comment le célèbre Ramanzini s'exprime dans la préface de son livre.

SUR LES MALADIES DES ARTISANS.

Il y a dans la société des hommes assez mal intentionnés pour accuser la nature, cette mère bienfaisante de tous les êtres, de n'avoir pas veillé sur l'espèce humaine avec assez de prudence et de circonspection ; et de n'avoir pas prévu tous les dangers auxquels l'homme est exposé par les circonstances de sa vie.

Ce reproche se trouve dans les livres, et est souvent répété dans la conversation. Cependant la plus injuste querelle qu'on lui suscite à cet égard, et qui lui fait donner, si mal à propos le titre de marâtre, c'est d'avoir forcé l'homme à pourvoir chaque jour à l'entretien et à la conservation de sa vie, qui, sans ce secours, serait bientôt détruite. En effet, le genre humain délivré de cette nécessité, ne connaîtrait aucune loi, et ce monde que nous habitons, changerait bientôt de face.

Ne serait-il donc pas permis d'assurer que cette nécessité, qui donne aux animaux, même les moins raisonnables, un instinct presque ingénieux, a fait naître tous les arts, soit libéraux, soit mécaniques, qui malheureusement sont altérés par quelques maux, comme tous les biens dont l'homme jouit ? En effet, ne sommes-nous pas forcés de convenir que plusieurs arts sont une source de maux pour ceux qui les exercent, et que les malheureux artisans trouvant les maladies les plus graves là où ils espéraient puiser le soutien de leur vie et de celle de leur famille, meurent en détestant leur ingrate profession.

Ayant eu dans ma pratique de fréquentes occasions d'observer ce malheur, je me suis appliqué, autant qu'il a été en moi, à écrire sur les maladies des artisans.

Cet ouvrage, tout imparfait qu'il est, servira,

je l'espère, d'aiguillon aux autres médecins, et leur secours contribuera à faire un traité complet sur cette matière, qui méritera une place dans les fastes de la médecine. La condition malheureuse de ces artisans respectables, dont les travaux, quoique vils et méprisables en apparence, sont si nécessaires pour le bien public, n'exige-t-elle pas ce service? et n'est-ce pas une dette qu'a contractée envers eux cet art, le premier de tous, qui, comme l'a dit Hippocrate dans ses préceptes, donne ses secours sans intérêt, et s'occupe aussi bien des pauvres que des riches ?

Pour peu qu'on réfléchisse aux avantages que les arts mécaniques ont apporté à la société, on voit d'un coup-d'œil, l'énorme distance qu'il y a, à cet égard, entre les nations européennes et les sauvages de l'Amérique et autres pays reculés. C'est sans doute, d'après une pareille réflexion que ceux qui ont bâti des villes et posé les fondements des royaumes, ont eu le plus grand soin des ouvriers qui les habitaient, comme nous l'apprenons dans les fastes de l'histoire.

Ces grands hommes ont établi des colléges ou communautés d'artisans. Ainsi, Numa Pompilius, au rapport de Plutarque, s'acquit la gloire la plus solide pour avoir séparé les artisans suivant leur métier et pour avoir réuni dans des corps différents les architectes, les joueurs de flûte, les doreurs, les teinturiers, les tailleurs, les corroyeurs, les ouvriers en cuivre et les potiers de terre.

Tite-Live nous apprend qu'Appius Claudius et Publius Servilius instituèrent un collége de mercuriaux ou communautés de marchands, appelés *mercuriaux*, parce que chez eux Mercure était le dieu du commerce, comme Vulcain et Minerve occupés au travail des mains, étaient, suivant Platon, les dieux des ouvriers. Sigonius et Guidus Pancirolus font mention des droits et des priviléges accordés à ces communautés d'artisans ; ils étaient admis à donner leurs suffrages dans les grandes assemblées, et promus aux dignités.

Dans les Pandectes et dans les Codes, il est fait mention des matelots et des artisans ; Jules César, après avoir donné la liste des colléges des ouvriers, de leurs drois et de leurs priviléges, dit qu'il leur était permis, comme à une espèce de république, de négocier par eux-mêmes, de se choisir des députés et de se faire des lois, pourvu toutefois qu'elles ne fussent pas contraires aux lois publiques.

L'empereur Vespasien, si l'on en croit Sué-
tone, entretint et protégea les arts tant libéraux
que mécaniques, prit soin de faire travailler as-
siduement et d'augmenter ainsi le gain des ouvriers les plus infimes. Un jour, un architecte
lui ayant exposé qu'il pourrait faire conduire
au Capitole une masse énorme à très peu de
frais, il lui répondit :

— « Laissez-moi nourrir mon peuple. — Puisque dans les villes bien établies on a toujours fait
des lois pour le bien-être des artisans, il est bien
juste que l'art médical concoure aussi au soula-
gement de ces hommes, et qu'animé par le zèle
qui lui est particulier, il veille à leur santé.

Je crois faire plaisir à mes lecteurs, en même
temps que je rends un témoignage de gratitude,
en publiant le nom des hommes éminents qui
ont fait des observations éparses sur les maladies
des artisans, ou qui ont fait des traités généraux
sur toutes les maladies des artisans.

—

AUTEURS QUI ONT DONNÉ DES OBSERVATIONS ÉPARSES SUR LES MALADIES DES ARTISANS.

Il est peu d'auteurs, de praticiens, qui ne puissent être rangés dans cette classe : je me bornerai aux principaux.

Hippocrate décrit une maladie particulière aux foulons.

Aëtius a peint une partie des maux auxquels les lutteurs son sujets.

Baillou a vu une ophthalmie causée par les vapeurs des boucs de Paris, à un malheureux ouvrier qui les ramassait.

Fernel raconte qu'une sage-femme, pour avoir accouché une femme attaquée d'une grave maladie, fut prise d'une ulcère à la main qui la fît tomber en pourriture.

Poterius a décrit la maladie d'un potier de terre dans le sixième chapitre de sa seconde centurie.

Muller a donné le détail de celle d'un potier d'étain, qui contracta un asthme convulsif dans l'exercice de son métier.

Vedelius, dans sa pathologie dogmatique, a parlé avec assez d'étendue des maladies des ouvriers en petits objets.

Diemerbroeck, en disséquant, dans un hôpital, le domestique d'un lapidaire, mort asthmatique, lui trouva les véhicules pulmonaires remplies de poudre de diamant.

Galien démontre les dangers que courent les lutteurs, en nous apprenant qu'il se luxa la clavicule à cet exercice.

Le même médecin, qui voyagea beaucoup pour s'instruire, comme il nous l'apprend lui-même, manqua d'être suffoqué en visitant un souterrain en Chypre d'où l'on retirait une eau verdâtre qui fournissait le vitriol de cuivre. Il observa que les ouvriers occupés à porter cette eau hors du souterrain, pour en retirer le vitriol par l'évaporation, le faisaient avec une très grande vitesse, de peur de périr au milieu de leurs travaux.

Plusieurs chimistes, en faisant des expériences, ont manqué périr victimes de leur zèle.

Paracelse et Vauhelmont essuyèrent plusieurs maladies, en préparant leurs médicaments chimiques.

Takenius se vit à deux doigts de sa perte, pour avoir respiré de l'arsenic qu'il sublimait.

AUTEURS QUI ONT ÉCRIT SUR LES MALADIES DE TOUS LES ARTISANS.

En 1340, il parut un livre intitulé *la Médecine, la Chirurgie* et *la Pharmacie des pauvres*. On trouve dans le second volume de cet ouvrage des détails assez étendus et qui comprennent environ cent quarante pages sur les maladies des artisans.

Le *Dictionnaire de santé*, par deux médecins, livré au public en 1760, offre dans le second volume, à l'article *maladies des artisans*, environ cinquante pages sur cet objet : les artisans y sont rangés par ordre alphabétique.

Le docteur Nicolas Skragge soutint à Upsal en 1764, une thèse sur les *maladies des artisans*; on la trouve dans le septième volume de *amœnitates academicœ*.

Le docteur Buchau parle aussi des maladies des artisans dans son *traité de médecine* domestique; il s'occupe aussi des soldats et des gens de mer.

Cardan Droet, Avicenne, Craton, Citois, Gardone ont beaucoup écrit sur les maladies des peintres, des potiers, des ouvriers en plomb.

Enfin, l'ouvrage le plus spécial et le plus complet, est sans contredit l'essai sur les maladies des artisans, par Ramanzini, qui fut traduit en 1768 par M. de Fourcroy.

Le témoignage de Ramanzini, un des plus célèbres médecins de son temps, l'immense succès de son livre qui fut traduit en peu de temps dans toutes les langues de l'Europe, prouvent, d'une manière incontestable, l'importance que l'on doit attacher à l'étude des maladies des ouvriers.

Le docteur italien eut de nombreux imitateurs; à la longue liste des auteurs que je viens de donner, il faut ajouter le nom de l'immortel *Tissot*, auteur des *Conseils au peuple*; et de nos jours, ne compte-t-on pas des médecins très renommés qui descendent humblement des hautes régions de la science pour étudier les spécialités? Je déclare que j'ai traité avec quelque prédilection cette partie de l'hygiène dentaire. Je regrette que le cadre de mon ouvrage ne me permette pas de m'étendre davantage. Il m'eût été facile de faire de grandes divisions et puis des subdivisions; mais j'ai mieux aimé suivre l'ordre de mes recherches et de mes études. Si mon Manuel eût été spécialement consacré aux artisans, voici comment j'aurais procédé.

Sous le titre des maladies causées par les vapeurs ou molécules minérales, j'aurais pu comprendre les mineurs, les doreurs, les potiers de terre.

Sous celui des maladies causées par des vapeurs ou des molécules végétales, j'aurais rangé les parfumeurs, les ouvriers en tabac, les cabaretiers, et tous les ouvriers s'exposant aux vapeurs du charbon.

Dans le troisième, qui traiterait des maladies causées par des vapeurs ou des molécules animales, seraient placés les corroyeurs, les bouchers, les cuisiniers, etc.

Le quatrième ordre, ou *maladies causées* par des vapeurs ou molécules des trois règnes, mêlées ensemble, renfermerait les chimistes, et tous ceux en général qui emploient des substances des trois règnes dans leurs travaux, et qui sont exposés aux vapeurs malfaisantes qui s'en élèvent.

Le cinquième ordre, exposerait les maladies de tous les ouvriers que leur travail force d'être le plus souvent assis, et d'exercer en même temps d'autres parties. Tels sont les écrivains, les tailleurs, les ouvriers à l'aiguille, etc.

Dans le sixième ordre, ou maladies causées par la station trop longtemps prolongée, viendraient naturellement les crocheteurs, les menuisiers, etc.

Dans le septième ordre, on traiterait des maladies causées par la trop grande application des yeux; on s'occuperait des horlogers, des joailliers, et en général de tous les ouvriers en petits objets.

Dans le huitième ordre, on parlerait des maladies produites par un trop violent et trop long exercice de la voix; on serait conduit à traiter de celles des chanteurs, des crieurs publics, des joueurs d'instruments à vent.

On comprendrait, dans le neuvième ordre, tous les artisans que leur profession oblige à respirer des vapeurs ou des molécules nuisibles, et qui sont par conséquent exposés aux mêmes maladies que tous ceux des classes précédentes, comme les boulangers, les amidonniers, les blanchisseuses, les pêcheurs, les soldats, les matelots.

En suivant ces divisions, il y aurait très peu d'artisans qui ne pussent être rangés dans une place convenable. Mais j'ai écrit mon Manuel pour toutes les classes de la société et non pas seulement pour les ouvriers. Le plan et les divisions que je viens d'exposer, m'entraîneraient hors des bornes que je me suis prescrites. D'ailleurs, j'ai encore à étudier l'hygiène dentaire appliquée à tous les âges de la vie; l'hygiène dentaire, à l'usage des dames; l'influence qu'exerce, le plus souvent, l'éducation morale sur tous les organes, et l'urgence qu'il y a de recourir à un mode sûr de remplacer les dents artificiellement, lorsqu'elles sont gâtées et hors d'usage.

CHAPITRE PREMIER.

—

HYGIÈNE DENTAIRE

APPLIQUÉE AUX QUATRE AGES DE LA VIE.

—

L'Enfance.

—

I.

NAISSANCE.

J'ai étudié l'homme dans les diverses classes et professions; j'ai démontré les influences des climats, des habitations, des eaux, de l'air, de la lumière, du calorique, de l'électricité, des vêtements, des aliments, des habitudes, des passions; il me reste maintenant à indiquer les soins que l'homme réclame de l'hygiène dentaire, aux différents âges de la vie, depuis la naissance jusqu'à la mort.

L'enfant qui vient au monde, pousse des cris de douleur aussitôt que le fluide atmosphérique frappe et saisit ses membres encore si frêles, si délicats. De tous les êtres appelés à jouir des bienfaits de la vie, l'enfant doit être considéré comme le plus débile, le plus exposé à toutes les souffrances, à toutes les maladies. Je laisse aux médecins le soin d'exposer quelles sont les tendres précautions dont une mère doit environner son nouveau-né : les premiers moments de l'existence ne peuvent guère influer sur l'organisation dentaire, et il faut que l'enfant vive encore quelque temps pour qu'il entre dans le domaine de l'art du dentiste. Cependant les sages-femmes et surtout les mères, doivent prendre garde à ce que les nouveau-nés n'aient pas la tête serrée ni surchargée de linges, parce que la boîte crânière n'ayant encore aucune consistance, ces premières impressions nuisent beaucoup à son développement, et par suite à celui des organes de la bouche.

—

II.

DIVERSES ÉPOQUES DE L'ENFANCE.

Trois époques, dit le docteur Foy, divisent cette période de la vie. Dans la première, qui commence à la naissance et qui finit au septième ou huitième mois, époque ordinaire du premier travail dentaire, l'enfant est modifié par tout ce qui l'environne, le touche ou l'alimente, c'est-à-dire par l'air, par les vêtements, par le lait de sa nourrice. A cette époque encore, son existence se réduit à *téter, dormir et crier.*

A partir de l'éruption de la première dent, commence la *seconde époque* de l'enfance qui dure jusqu'à la dernière année : alors les gencives se gonflent et s'aplatissent sur leurs bords ; la salive s'écoule abondamment : l'enfant souffre et se plaint ; son sommeil est souvent interrompu ; il porte les doigts à sa bouche, pousse des cris, mâche convulsivement

tous les objets qu'il peut saisir ; à des intervalles plus ou moins éloignés, la muqueuse genci-
vale présente une tache blanche , qui indique
qu'elle sera bientôt percée par une dent nouvelle.

Enfin, la *troisième époque* de l'enfance s'étend
de la deuxième à la septième année : c'est alors
que la dentition s'achève et que les appareils
organiques prennent un grand développement.

III.

SECONDE ENFANCE.

Cette période de la vie qui commence à l'âge
de sept ans et dure jusqu'à l'adolescence, est
caractérisée par la chute des dents de lait, par
l'apparition des dents dites de seconde dentition ou *permanentes*. A cette époque aussi les
muscles apparaissent sous la peau ; le tube di-
gestif se fortifie et devient apte à supporter une
nourriture plus substantielle. L'intelligence se
développe très rapidement au point que plu-

sieurs enfants étonnent par leur esprit et leurs réparties.

IV.

ÉRUPTION DES DENTS DE PREMIÈRE DENTITION.

A la naissance d'un enfant et même quelques mois après, on ne voit dans sa bouche aucune apparence qui indique les dents, et pourtant la formation de ces organes a déjà commencé et se continue par un travail intérieur.

« Les germes des dents infantiles, dit le savant Cloquet (1), existent déjà sur les fœtus de deux mois de conception. Ils commencent à s'ossifier, vers quatre mois et demi, ou vers le milieu de la gestation ; les premières dents qui s'ossifient sont les incisives inférieures ; puis les supérieures, ensuite les canines et les molaires, absolument dans l'ordre de leur éruption.

A l'époque de la naissance, bien que les dents soient déjà très développées, elles sont

(1) *Anatomie comparée.*

néanmoins renfermées dans les alvéoles et re-
couvertes par les gencives. Il est fort rare qu'à
cette époque une ou deux dents soient déjà sorties. Ce n'est, le plus souvent, que du sixième
au neuvième mois que l'éruption commence.

« Jusqu'au quatrième mois de la naissance,
les mâchoires et le tissu compacte qui les recouvre, n'éprouvent aucun changement ; mais à
mesure que l'organisation fait des progrès, la
mâchoire devient plus apparente, les cavités alvéolaires se prolongent, les *rebords osseux qui
les constituent*, s'étendent et s'élèvent en propor-
tion : la dent acquiert de nouvelles dimensions,
et bientôt, ne pouvant plus être contenue dans
l'alvéole, elle soulève, tend, et finit par percer
la portion alvéolaire de la membrane, le tissu
pulpeux qui constitue les gencives, et la membrane muqueuse qui la revêt. Cette perforation
se fait ordinairement avec quelque difficulté,
parce que cette triple couche s'amincit peu à
peu, à mesure que l'éruption approche. La dent
sortie, les tissus membraneux, continus, s'u-
nissent par leurs bords, adhèrent ensemble à
son collet, et constituent un bourrelet circulaire
qui en assure la solidité.

V.

MALADIES OCCASIONNÉES PAR LE TRAVAIL DE LA PREMIÈRE DENTITION. — HYGIÈNE DENTAIRE DE LA DEUXIEME ÉPOQUE DE L'ENFANCE.

La première dentition est précédée et accompagnée de tant d'accidents, de douleurs si vives que la vie des enfants se trouve souvent très gravement compromise. Cependant de l'aveu de tous les médecins, l'éruption des dents de lait n'est pas une maladie, quoique en réalité elle prédispose les petits nourrissons à des affections morbides. Quelquefois la première dentition s'opère avec tant de facilité que les enfants donnent à peine quelques indices d'impatience : dans d'autres cas, au contraire, ce travail de la nature est accompagné d'accidents aussi nombreux que redoutables : ils déterminent chez les enfants plusieurs maladies qui sont :

1° La salivation ou ptyalisme;

2° Le gonflement inflammatoire et doulou-reux des gencives;

3° Les aphtes, ou certaines inflammations de la membrane interne de la bouche.

On remarque encore d'autre affections mor-bides, mais qui peuvent être considérées comme sympathiques;

1° Les convulsions;

2° Le vomissement;

3° La diarrhée ;

4° Plusieurs éruptions cutanées.

VI.

DE LA SALIVATIONH — YGIÈNE.

La salivation, affection morbide connue dans le langage médical, sous le nom de *ptyalisme*, est le premier symptôme d'éruption de dents. Cette affection locale n'est rien moins que re-doutable; dans le plus grand nombre de cas, il faut même chercher à l'entretenir, parce qu'elle favorise la dilatation du tissu des gencives. J'ai remarqué qu'aussitôt que la salivation cesse, les enfants souffrent horriblement, et je conseille aux mères, aux nourrices, aux dentistes, si on a recours à leurs soins, de provoquer de nouveau la sécrétion salivaire; on y parviendra facilement en faisant de légères frictions sur les gencives, avec des mucilages de gomme arabique ou de guimauve, édulcorés avec du miel de Narbonne ou un sirop quelconque. Ces frictions doivent se faire avec le doigt, avec un bâton de racine de guimauve, ou avec un linge fin imbibé de miel. On doit bien se garder de presser les gencives des enfants, avec des substances dures, telles que la verroterie, et les petits os dont on fait les hochets, que l'on fait mâcher aux petits malades, dans le but de ramollir leurs gencives, et de favoriser ainsi la sortie des dents. Le contact des substances dures irrite le tissu gencival, le durcit et le rend comme calleux par le frottement continuel.

Il est d'autres moyens d'entretenir et de provoquer la salivation : on humecte la bouche des enfants avec une boisson mucilagineuse; on fait des fomentations avec de la décoction de guimauve sur les parties latérales de la bouche qui paraissent le plus endolories.

J'ai déjà dit que la salivation, loin d'être une maladie, passe aux yeux des médecins pour un symptôme heureux. Cependant, elle devient quelquefois nuisible par son intensité, par sa durée; les enfants sont bientôt épuisés par la déperdition de substances, mais ces cas sont extrêmement rares.

VII.

DU GONFLEMENT DES GENCIVES. — HYGIÈNE.

Le gonflement des gencives se manifeste souvent par la rougeur des pommettes, par la tuméfaction du visage; l'enfant est alors tourmenté par une soif ardente, continuelle; son sommeil est interrompu par des crispations de nerfs, par des mouvements convulsifs qui sont les premiers symptômes de la fièvre de dentition, intermittente ordinairement et quelquefois continue. Le tissu gencival **est d'un rouge** presque violet, et le petit malade ne peut supporter qu'on y porte la main. On conçoit sans peine que cette douleur si grande, altère rapidement la santé, et met la vie de l'enfant en danger. L'affection qui n'était d'abord que locale devient générale et tout le corps en est gravement affecté.

C'est à cette époque critique de la première dentition que le médecin et le dentiste doivent redoubler de soins, et bien étudier le caractère de la maladie ; voici les moyens hygiéniques que j'ai employés avec le plus de succès :

Si l'enfant tête encore, on soumettra la nourrice à un régime doux, parce que le lait a une très grande influence sur la santé des nourrissons.

On fera prendre aux petits malades des boissons adoucissantes qui, par leur court séjour dans la bouche, calmeront l'irritation des gencives.

Si ces moyens qui sont plutôt préservatifs que curatifs, ne suffisent pas, comme cela arrive toutes les fois que l'affection est intense, on aura recours aux boissons laxatives, telles que la décoction de pruneaux, le petit lait, l'eau édulcorée fortement avec du miel de Narbonne.

Les bains de pieds empêcheront le sang d'affluer en trop grande abondance à la tête du malade.

Si le gonflement et l'inflammation ne cessent pas, on aura recours aux cataplasmes émollients très légèrement sinapisés, et qu'on aura soin de placer sur les jambes ou les pieds de l'enfant. On pourra aussi appliquer avec succès trois ou quatre sangsues derrière les oreilles; mais pour cela il faut bien étudier la force du tempérament de l'enfant.

Enfin, on pratiquera l'incision en désespoir de cause; mais cette opération exige une grande prudence, car si on la pratiquait avant que la dent ne soit arrivée à un degré convenable d'ossification, elle augmenterait l'irritation du système nerveux, parce que les capsules dentaires se trouvent très affectées par le travail de la première dentition. L'incision faite à point et à propos fait souvent disparaître comme par enchantement le gonflement et l'irritation. Elle fait aussi disparaître les aphtes et la phlogose des parties internes de la bouche.

VIII.

DES CONVULSIONS. — HYGIÈNE.

Pendant le travail de la première dentition, les enfants sont sujets à des *convulsions* ou *spasmes* presque continuels qui ont pour symptômes des soubresauts dans toutes les parties du corps, une irritation qui ne tarde pas à devenir générale. Ces convulsions ordinairement peu dangereuses, se prolongent chez les enfants irritables, surtout ceux qui proviennent de parents valétudinaires, d'un tempérament faible ; elles deviennent si violentes que les petits malades ne peuvent y résister et meurent dans des douleurs atroces. C'est pendant l'éruption des grosses molaires que se déclare cette affection nerveuse, qui se borne le plus souvent aux muscles du visage, se propage rarement à la partie inférieure du corps, et plus rarement encore aux jambes et aux pieds. Les enfants vigoureux, gras, d'un tempérament fort, sont aussi sujets aux convulsions ; mais leur constitution y résiste plus facilement.

L'hygiène dentaire a plusieurs moyens pour combattre cette affection sympathique.

Pendant l'accès, je conseille de tenir l'enfant au grand air, de lui appliquer de l'eau froide sur le visage, sur le front, de tremper ses mains dans de l'eau un peu chaude et légèrement sinapisée, de lui mettre du sel dans la bouche.

Si l'enfant est d'un tempérament faible, on emploiera de préférence des anti-spasmodiques simples, tels que l'opium en petite quantité, l'éther, l'eau de fleur d'orange, le camphre.

Lorsqu'on remarquera des symptômes de pléthore ou de fièvre, on se hâtera d'appliquer une sangsue derrière l'oreille, à l'angle de chaque mâchoire.

IX.

DIARRHÉE. — VOMISSEMENT. — HYGIÈNE.

La diarrhée et le vomissement sont, à proprement parler, les deux affections les plus dangereuses pour les enfants à l'époque de l'éruption des premières dents ; ces deux affections ordinairement réunies, quelquefois séparées, sont les précurseurs de maladies très graves qui menacent les organes abdominaux et le cerveau. La diarrhée et le vomissement attaquent principalement les enfants, depuis l'âge de trois ou quatre mois, jusqu'à l'entier accomplissement du travail de la première dentition, et le plus communément, au moment de l'éruption des canines. Les enfants sevrés très jeunes et mal nourris, y sont plus sujets que les autres.

« La marche de cette maladie, dit M. Guersent, (1) présente quelquefois des variations; les vomissements sont tantôt éloignés les uns des autres, ce qui est en général, un symptôme favorable. Dans quelques cas, le flux diarrhéique précède le vomissement de quelques jours, et même de plus d'une semaine; d'autres fois, le vomissement et la diarrhée surviennent presque en même temps, et l'enfant périt dans l'espace de trois ou quatre jours.

Les symptômes du vomissement et de la diarrhée sont très nombreux :

L'enfant est abattu, triste, crie sans cesse;

Le ventre est tendu, balonné, sonore;

(1) *Dictionnaire de Médecine*, *tome* 6.

Il survient une petite toux sèche;

Puis les yeux paraissent caves, cernés, un peu éteints, comme si l'enfant se trouvait en état d'ivresse.

Les vomissements et les évacuations intestinales deviennent plus abondants, et diminuent ensuite.

Le petit malade maigrit à vue d'œil, s'affaiblit, est dans un état continuel d'agitation, jusqu'au moment où il succombe aux douleurs qui ont triomphé de sa frêle existence.

La maladie dont je viens de décrire la marche progressive, a plusieurs périodes. Dans la première dont la durée dépasse rarement quarante jours, je conseille aux mères et aux nourrices, d'astreindre le nourrisson à la diète la plus sévère;

D'employer les émollients en cataplasmes;

De lui faire prendre des boissons mucilagineuses;

De lui administrer des lavements.

Ces moyens qui suffisent le plus souvent pour arrêter les progrès du mal, constituent aussi le traitement pendant la deuxième période : je conseille néanmoins d'y joindre les bains, les lavements opiacés ;

Des applications extérieures de laudanum sur le ventre ;

Des douches et des vapeurs émollientes dirigées sur la même partie.

On n'aura recours aux vésicatoires, aux sinapismes, que dans des cas très graves, par exemple, si on remarque une prostration dangereuse.

On commencera par appliquer les sinapismes et les vésicatoires à la nuque, sur les extrémités.

Si les symptômes alarmants ne disparaissent pas, on les appliquera sur le ventre ; mais comme ce dernier mode de traitement n'est pas sans dangers, les mères de familles et les nourrices devront préalablement consulter le dentiste ou le médecin.

X.

ÉRUPTIONS CUTANÉES. — CONSTIPATION. — HYGIÈNE.

Les éruptions cutanées qui surviennent au moment où s'opère la première dentition sont de petites dartres qui ont leur siége derrière l'oreille, ou sur le visage; ces dartres sont ordinairement écailleuses; on ne doit pas s'en inquiéter : elles disparaissent aussitôt que la dent a perforé entièrement le tissu gencival, sans qu'il soit besoin de soumettre pour cela l'enfant à un traitement particulier.

L'*érythème*, vulgairement connu sous le nom de *feu de dents*, est aussi sans dangers; cette affection passagère n'atteint que les enfants dont les nourrices ne prennent pas le soin convenable; cette observation est un appel à la vigilance, à la tendresse des mères.

Si les éruptions cutanées n'inspirent aucune crainte pour la santé des petits enfants, il n'en est pas de même de la constipation : cette affection est fort à craindre pendant l'éruption des premières dents.

Voici les principaux moyens hygiéniques pour la combattre :

Si le ventre est tendu, météorisé, je conseille les fomentations émollientes sur cette partie, les lavements adoucissants ;

Les bains tièdes lorsqu'on remarque une trop grande chaleur dans les premières voies ;

Les selles provoquées avec de très légers purgatifs adoucis avec du miel ou du sucre, toutes les fois que cela peut se faire sans inconvénients. On devra dans ce cas consulter le médecin ou le dentiste.

Ces divers remèdes produisent presque toujours de très bons effets, dans les cas de constipation ; mais lorsque l'affection est pour ainsi dire invétérée, le remède souverain est le lait jeune et séreux d'une nourrice bien portante.

Je crois n'avoir omis aucun des accidents qui précèdent et accompagnent la première dentition. S'il existe quelque lacune, le médecin y suppléera.

Les nourrices se piquent presque toutes de connaître la médecine dentaire ; elles ont une collection de remèdes populaires, tels que les graines de pivoine, les racines de valériane, les colliers d'ambre. Assurément ces amulettes sont toujours sans effets; mais au moins elles ne sont pas nuisibles, et les mères de familles peuvent sur ce point laisser pleine et entière liberté aux nourrices.

DEUXIÈME DENTITION.

XI.

ERUPTION DES DENTS PERMANENTES.

On donne le nom de deuxième dentition au travail de la nature qui fait sortir des mâchoires trente-deux dents dites *permanentes*; de ces trente-deux dents, vingt sont dites de *remplacement*, parce qu'elles poussent en effet à l'endroit des vingt dents de lait qu'elles remplacent.

Les dents de première dentition ont déjà leurs germes visibles sur le fœtus de trois ou quatre mois de conception, ils sont placés der-

rière les follicules de la première dentition, pour
les dents de remplacement, et plus en arrière,
dans l'épaisseur de la mâchoire, pour les autres.
Les germes des différents dentitions sont renfer-
més dans la même excavation des mâchoires,
avant la formation des alvéoles et de leurs cloisons. Lorsque les cloisons des alvéoles, d'abord
membraneuses, viennent à s'ossifier, alors il se
forme des cellules osseuses distinctes pour chaque ordre de follicules, lesquelles se trouvent
ainsi contenues dans des cavités séparées. Les
vaisseaux dentaires alimentent également les
deux ordres de follicules.

Les germes de la seconde dentition adhèrent,
comme ceux de la première, aux gencives, au
moyen d'un prolongement plein ou canaliculé,
qui n'est rien moins que le canal dentaire ou
l'appendice de leur membrame du follicule. Ce
canal pour se porter à l'ouverture, passe par une
petite ouverture qu'on rencontre à l'os maxillaire, derrière chaque dent de lait, sur la partie
postérieure du bord alvéolaire. Ces petits trous
sont très visibles au niveau des dents incisives
et canines. A mesure que les dents de la deuxième
dentition prennent de l'accroissement, les gros-

ses dents de lait vacillent, et finissent par se détacher, par tomber spontanément, presque entièrement privées de leurs racines ; si on les arrache quand elles vacillent, elles en ont encore une grande partie ! Quand on examine avec attention la cause de ces phénomènes, voici ce qu'on observe :

Les dents de la seconde dentition sont placées au-dessous et derrière les alvéoles des cellules de la première. En poussant, elles pressent sur la paroi postérieure des alvéoles des dents de lait. Cette pression détermine d'abord l'amincissement, puis la perforation de la cloison osseuse ; les dents permanentes s'introduisent peu à peu dans les alvéoles des dents de lait par cette ouverture, et bientôt déterminent l'atrophie de leurs vaisseaux et l'absortion de leurs racines.

Il y a cinquante-deux germes pour toutes les dents, vingt pour la première dentition ; trente-deux pour la seconde. Lorsque la première dentition s'opère, les arcades alvéolaires sont peu développées ; aussi les dents de lait sont-elles d'abord serrées les unes contre les autres, mais les branches des mâchoires continuent de croître, et vers l'époque de la deuxième dentition, comme elles se sont déjà beaucoup élargies, les dents de lait se trouvent écartées les unes des autres. Les os maxillaires ont donc acquis plus de hauteur et de largeur ; cependant comme les dents incisives permanentes sont très larges, elles forcent ordinairement la canine de pousser sur un plan qui est antérieure au leur. Plus tard, les branches des mâchoires continuent decroître, et les deux petites molaires étant moins grosses que les deux molaires de lait qu'elles remplacent, il se fait de l'espace, et les dents se rangent d'une manière régulière sur les arcades alvéolaires ; à mesure que les dents poussent, les mâchoires s'écartent l'une de l'autre, et la face acquiert de plus grande dimension dans le sens vertical. Les branches de l'os maxillaire se redressent, leur angle devient plus saillant, et la tubérosité maxillaire s'affaisse après la sortie des dents de sagesse.

Lorsque toutes les dents sont sorties, les deux arcades qu'elles forment par leur réunion ont une figure parabolique. La supérieure est un peu plus évasée que l'inférieure, qu'elle embrasse lorsque les mâchoires sont rapprochées. Le bord libre des arcades dentaires est ondulé, il est simple dans sa partie antérieure que forment les dents incisives et canines. En arrière, il présente deux lèvres, à raison de la largeur plus grande des dents molaires, et de la disposition de leurs tubercules. De ces lèvres, l'externe est plus tranchante que l'interne à la mâchoire supérieure, le contraire s'observe à la mâchoire inférieure (1).

Tel est l'ordre dans lequel s'accomplit le travail de la seconde dentition ; il me reste maintenant à décrire les accidents qui l'accompagnent, et à prescrire les moyens hygiéniques généralement connus ou qui me sont particuliers.

Les accidents ou symptômes morbides peuvent être classés dans l'ordre suivant :

1° Congestions sanguines.

2° Hémorrhagies nasales.

3° Ptyalisme muqueux et sanguinolent.

4° L'engorgement des glandes.

5° Maladies d'yeux et d'oreilles.

6° Eruptions crouteuses du cuir chevelu.

7° Dartres farineuses à la face.

(1) Cloquet, *Anatomie de l'homme.*

XII.

CONGESTIONS SANGUINES. — HÉMORRA-GIES NASALES. — HYGIÈNE.

Lorsque commence l'éruption des dents per-manentes, les enfants ont déjà acquis assez de force vitale pour résister à des douleurs, à des affections morbides, qui auraient ruiné leur tempérament à l'époque de la première denti-tion. D'ailleurs les accidents sont beaucoup moins graves. Les affections locales sont les mêmes que celles du premier âge, et on doit par conséquent employer le même traitement : quant aux affections sympathiques elles diffè-rent en beaucoup de points.

Les douleurs qui précèdent et accompagnent la seconde éruption dentaire sont quelquefois assez vives, assez persistantes pour déterminer des congestions sanguines, des hémorragies nasales : cela provient certainement de la grande abondance de sang que l'affection fait affluer à la tête. Les congestions peuvent être très dangereuses, si elles deviennent cérébrales; et lorsqu'on ne s'y prend pas à temps, les jeunes malades meurent quelquefois le deuxième jour. Les hémorragies présentent aussi une assez grande gravité, parce que la perte du sang affaiblit considérablement les enfants qui ont indispensablement besoin de toutes leurs ressources vitales, surtout au moment de la formation de leurs organes.

On préviendra les congestions sanguines par des bains de pied légèrement sinapisés, en attirant par toutes sortes de moyens le sang vers les extrémités inférieures.

On arrêtera promptement les hémorragies, en lavant la tête avec de l'eau froide, en employant aussi les bains de pieds.

XIII.

PTYALISME MUQUEUX.

Le ptyalisme muqueux et sanguinolent est une affection qui attaque principalement les gencives et les parois intérieures de la bouche. Aussitôt que cette affection s'annonce par les premiers symptômes, les gencives se tuméfient, deviennent d'un rouge pourpre, mêlé de petites taches blanchâtres. Le ptyalisme n'est pas très douloureux ; mais si on n'y prend garde, si on lui laisse le temps d'envahir toute l'arcade alvéolaire, il y aura suppuration et décomposition des gencives : les alvéoles se trouvant élargies et délivrées de la pression des tissus extérieurs, les dents permanentes ne recevront plus assez de substances nutritives, pour arriver à leur développement normal, et la bouche éprouvera tous les ravages du scorbut.

Le meilleur moyen de prévenir et d'empêcher le ptyalisme est d'employer les boissons mucilagineuses , les gargarismes émollients. Si on voit que l'affection provient du sang ou d'une inflammation sympathique, on appliquera quelques sangsues derrière chaque oreille. J'ai soigné avec mon eau anti-scorbutique plusieurs enfants atteints de ptyalisme et j'ai eu la satisfaction de les guérir radicalement.

XIV.

ENGORGEMENT DES GLANDES.

J'ai dit que la seconde éruption dentaire n'était pas aussi dangereuse que la première dentition : l'expérience le prouve chaque jour. Cependant il arrive que la sortie des dents permanentes occasionne de très vives douleurs qui réagissent principalement sur les glandes qui s'engorgent de telle sorte que la circulation des humeurs est interrompue. Cette affection, sans être fort douloureuse, ne doit pas être négligée, parce que les suites pourraient devenir funestes. D'ailleurs, il est si facile de les prévenir et de les faire disparaître qu'il suffit de faire preuve d'un peu de vigilance.

On fait disparaître l'engorgement des glandes par des frictions sur la partie affectée, avec une étoffe légère et de laine imbibée d'éther ascétique, ou simplement chauffée. Quelques personnes conseillent aussi l'application de quelques sangsues aux tempes, ou un vésicatoire à la partie postérieure du cou.

XV.

MALADIES D'YEUX ET D'OREILLES.

Généralement parlant, la chute des dents de lait s'opère sans produire aucun dérangement sensible dans l'économie vitale. Néanmoins quelques médecins dentistes ont remarqué que l'éruption des dents permanentes favorise le développement des scrofules, du rachitisme : ce développement morbide est presque toujours précédé et accompagné d'accidents locaux et généraux, en rapport à la force, à la faiblesse du tempérament des jeunes malades.

Les symptômes les plus communs sont les maux d'yeux et d'oreilles.

Les maux d'yeux ont pour cause principale la trop grande affluence de sang à la tête ; on la détruira par des bains de pieds sinapisés, ou par l'application de sangsues aux deux angles des mâchoires.

Les douleurs d'oreilles sont causées par la surexcitation des nerfs ou par une trop grande abondance d'humeurs :

Dans le premier cas, on emploiera les bains tièdes, les boissons anti-spasmodiques telles que la fleur d'orange, le camphre, etc.

Dans le second on posera un vésicatoire à la nuque, et on favorisera par ce moyen l'évacuation prompte des humeurs.

Si par hasard le dentiste reconnaît que l'affection est sanguine, il ordonnera des sangsues, qu'on appliquera sur la partie postérieure du cou, si l'enfant souffre des oreilles ; à l'angle des deux mâchoires ou aux tempes, s'il souffre des yeux.

XVI.

ÉRUPTIONS CROUTEUSES DU CUIR CHEVELU. — DARTRES. — HYGIÈNE.

L'éruption des dents permanentes est quelquefois accompagnée d'affections cutanées, telles que les éruptions crouteuses du cuir chevelu, les dartres farineuses.

Les éruptions crouteuses se développent souvent dans toute la région de la tête , et entraînent la chute des cheveux : mais cet accident ne doit alarmer ni les mères , ni les nourrices, parce qu'il ne tarde pas à disparaître. Plusieurs personnes croient même que ces éruptions sont un bienfait de nature , et que la suppuration qui s'en suit fait évacuer les mauvaises humeurs que l'enfant avait reçues en naissant. Si la suppuration s'établit derrière les oreilles , comme il pourrait y avoir inflammation, je conseille aux nourrices d'y mettre de petits linges, ou de la poussière de bois, à l'exemple des femmes de la campagne qui obtiennent ainsi la dessication.

Quant aux dartres farineuses, il n'est pas besoin d'indiquer de remèdes, parce que ces affections sont passagères et sans danger aucun.

XVII.

DE QUELQUES AUTRES ACCCIDENTS QUI ACCOMPAGNENT L'ÉRUPTION DES DENTS PERMANENTES.

La seconde dentition est souvent troublée par des accidents qu'il est utile d'indiquer pour que les mères de famille et les nourrices puissent facilement y remédier.

Les racines des dents de lait et l'intérieur de leur couronne se trouvent assez souvent absorbées, à mesure que les dents permanentes prennent leur développement progressif. On croit généralement que ces racines se décomposent insensiblement et passent dans la masse générale du sang, et cette croyance est d'autant plus fondée qu'on n'en voit plus aucune trace : cela arrive le plus souvent. Il est néanmoins des cas où les racines des dents temperaires ne se décomposent pas, et détournent les dents permanentes de leur direction normale. Ce dérangement occasionne un désordre général dans l'arcade dentaire, et les mères sont étonnées de voir les dents de seconde dentition bizarrement placées, collées les unes sur les autres.

Il leur sera facile, si elles le veulent bien, d'empêcher cette irrégularité : voici ce qu'elles auront à faire :

Aussitôt qu'elles s'apercevront que les dents de lait vacillent et tardent à tomber, elles devront s'empresser de les arracher, quoique cette opération si simple effraie ordinairement les enfants : cette extraction, faite à temps, laissera aux dents permanentes pleine et entière liberté pour prendre une bonne direction, un arrangement régulier.

XVIII.

HYGIÈNE DENTAIRE APPLIQUÉE A LA SECONDE ENFANCE.

On donne le nom de seconde enfance à cette période de la vie qui se trouve intermédiaire entre le premier âge et l'adolescence, et qui commence à l'âge de sept ans et finit à la quinzième ou seizième année.

L'hygiène dentaire de la seconde enfance se borne à l'arrangement des dents : cette partie de l'art du dentiste est trop importante pour ne pas lui consacrer quelques détails.

L'arrangement des dents, dit M. Marjolin (1), peut présenter plusieurs irrégularités. Les unes dépendent seulement de la direction vicieuse des dents.

Les autres sont l'effet d'un rapport contre la nature des arcades dentaires.

XIX.

IRRÉGULARITÉS PROVENANT DE LA DIRECTION VICIEUSE DES DENTS.

Ces irrégularités sont connues dans le langage chirurgical, sous le nom d'*obliquité* des dents :

Il y a plusieurs sortes d'obliquités :

1° Antérieure ;

(1) *Dictionnaire de Médecine*, tome 4.

2° Postérieure;

3° Latérale;

4° Par rotation.

On a remarqué que les dents de lait ne présentent presque jamais ces directions vicieuses, et que, parmi les dents permanentes, les antérieures y sont plus sujettes que les postérieures. Je crois que la principale cause de cette obliquité est le non-rapport convenable entre les dents et l'espace qu'elles doivent occuper. Quelques auteurs signalent aussi d'autres causes, telles que :

La chute trop tardive de quelques dents de lait ;

La présence d'une dent surnuméraire, qui reprend l'espace réservé à la dent qui pousse;

Les maladies du bord alvéolaire qui sont très souvent organiques.

Les incisives et les canines fournissent le plus grand nombre de cas d'obliquité. Ce vice de conformation dentaire peut être combattu de la manière qui suit.

Aussitôt qu'on remarque devant ou derrière les dents canines inférieures ou supérieures, un engorgement qui annonce la présence de la

dent permanente qui doit remplacer la dent de
lait, on arrache cette dernière lors même qu'elle
ne vacille pas, et ainsi des autres, au fur et à
mesure que le besoin se fait sentir. Néanmoins,
il ne faut pas trop se hâter d'extraire les dents
temporaires, dans certains cas, parce qu'on cour-
rait risque de donner trop d'espace aux permanentes qui prendraient un trop grand développement et empièteraient sur la place que doivent
occuper les dents qui n'ont pas encore poussé.
Le dentiste doit agir avec beaucoup de prudence
et prendre si bien ses mesures, que les dents permanentes n'aient pas plus d'espace qu'il ne leur
en faut. J'ai connu de vieux praticiens qui ne
craignaient pas de sacrifier une petite incisive
ou une moyenne pour donner à leurs voisines
un assez grand espace pour se placer convenablement : mais je crois qu'il vaut infiniment
mieux faire d'abord le sacrifice des deux premières petites molaires ou de l'une d'elles seulement, selon que le besoin est plus ou moins urgent, et passer ensuite autour de la canine un
cordonnet de soie écrue qu'on attachera à la première grosse molaire : ce dernier moyen, qu'on a
regardé longtemps comme le plus sûr, a été

très avantageusement remplacé par le régulateur que j'ai inventé et perfectionné depuis quelque temps. J'invite toutes les personnes qui s'occupent de science et de pathologie dentaires, à en faire l'essai, et je suis persuadé qu'elles abandonneront bientôt l'ancien système. D'ailleurs, qui ne sait pas que les ligatures, même le plus perfectionnées, glissent au-dessous des gencives qu'elles engorgent, déchaussent et les rendent vacillantes.

Le dessin et la description détaillée du régulateur se trouvent dans mon ouvrage, l'*Encyclopédie du dentiste*.

XX.

OBLIQUITÉ OU RAPPORTS VICIEUX PROVENANT DES ARCADES DENTAIRES.

L'obliquité, provenant des arcades dentaires, a trois symptômes :

1° La proéminence ;
2° La rétroïtion ;
3° L'inversion.

DE LA PROÉMINENCE.

Dans les cas de proéminence, dit M. Marjolin, un desauteurs du *Dictionnaire de Médecine*, les arcades dentaires sont très obliques, saillantes en avant, et paraissent très longues. Les grandes incisives sont alors tellement poussées en avant, et si fortement pressées les unes contre les autres, que la bouche de la personne ressemble complétement à la mâchoire d'un animal. La proéminence se rencontre le plus souvent chez les sujets dont les mâchoires n'ont pas la dimension convenable pour donner place à toutes les dents : cette disposition vicieuse est héréditaire chez quelques individus, chez quelques nations, et devient même pour les voyageurs un type caractéristique auquel on les reconnaît. Le plus sûr moyen d'arrêter les progrès de cette déviation, est, sans contredit, mon obturateur qui tient lieu de cordonnet, de fils d'or, de plaques, de crochets, qui blessaient les gencives et causaient des douleurs insupportables.

DE LA RÉTROÏTION.

La rétroïtion, dit l'auteur que je viens de citer, est une déviation des dents en sens contraire de la proéminence. Les dents antérieures sont obliques en arrière ; il en résulte de la difformité, de la gêne dans la prononciation, l'usure prématurée de la partie antérieure des dents, et quelquefois même l'ulcération des gencives inférieures, fatiguées par le contact des dents supérieures. Ici, comme dans les cas de proéminence, mon obturateur est d'un secours puissant, infaillible.

DE L'INVERSION.

Lorsque les mâchoires étant rapprochées, les dents supérieures se placent derrière les inférieures, et que leurs tubercules ne peuvent s'engrainer régulièrement, il y a *inversion* des arcades dentaires ; on donne à cette irrégularité le nom de *menton de vieillard, menton de galoche*. Dans ce cas, les dents supérieures s'usent par leur partie antérieure, tandis que dans leur état naturel le contraire a lieu. Cette obliquité peut être détruite facilement, surtout chez les enfants encore très jeunes. En 1808 , M. Catalan inventa pour cette opération un instrument qui consistait en une plaque de métal fixée aux six dents inférieures qu'il dépassait de quelques lignes, et qui était incliné de manière à faire porter à faux celles qui lui correspondaient supérieurement. Ce procédé a été longtemps employé, et a réussi, grâce à l'habileté de quelques dentistes. Mais mon obturateur est, sans contredit, beaucoup plus avantageux que tous les anciens systèmes, puisqu'il ne présente pas le moindre danger, et remédie, avec un égal succès, à tous les genres d'obliquités, de déviations dentaires.

J'aurais encore à parler des maladies qui affectent l'organe dentaire, attaquant, les unes, les parties dures, les autres, les parties molles. Mais en réunissant les matériaux de ce Manuel d'hygiène, je n'ai eu nullement l'idée ni le projet de faire un traité de pathologie; je renvoie les personnes qui désirent connaître cette partie de la science dentaire, à mon *Encyclopédie du Dentiste*, où elles trouveront les doctrines des plus célèbres praticiens et mes opinions personnelles.

CHAPITRE DEUXIÈME.

HYGIÈNE DENTAIRE

APPLIQUÉE A L'ADOLESCENCE.

I.

PHYSIOLOGIE ET HYGIÈNE GÉNÉRALE DE L'ADOLESCENCE.

Lorsque commence cette seconde période de la vie, une grande révolution s'opère chez les individus de l'un et de l'autre sexe. La voix, perdant de son timbre enfantin, devient plus forte, plus sonore, plus grave, acquiert plus d'étendue. Chez la jeune fille, dit le docteur Foy, les seins augmentent de volume; un écoulement périodique, menstruel, appelé *règles* ou époques, s'établit et se régularise. C'est alors aussi que cette même jeune fille, naguère rieuse et folâtre, curieuse et indiscrète, devient plus attentive, plus sérieuse, plus réfléchie ; son maintien est plus grave, plus circonspect ; en un mot, tout annonce chez elle que l'heure de la réserve et de la pudeur a sonné. A cet âge, enfin, la jeune fille semble avoir compris les charmes de l'innocence, l'empire de la vertu, l'immense influence qu'elle doit exercer comme femme, comme épouse et comme mère. Le jeune garçon pubère devient au contraire décidé, audacieux, téméraire. Ignorant le bonheur, il court après les plaisirs, heureux quand son avidité, son insatiabilité, son imprévoyance, ne lui sont pas funestes !

II.

HYGIÈNE DENTAIRE PROPRE A L'ADOLESCENCE.

L'hygiène dentaire est à peu près la même pour l'adolescence que pour les autres âges de la vie. L'éducation physique et morale, les climats, les saisons, les habitations, les aliments, les vêtements, ont une influence plus ou moins directe sur les organes dentaires. Je ne reviendraí pas sur ce sujet que j'ai traité longuement dans mon chapitre préliminaire ; mais je ne dois pas oublier de dire que l'abus de soi-même, cette lèpre de la jeunesse, qui engendre mille maladies, telles que l'épilepsie, la phthisie, les maladies du cœur, l'imbécillité, les convulsions, l'affaiblissement de la vue, est aussi très funeste aux organes dentaires, et j'ai eu à soigner des jeunes gens édentés qui n'avaient perdu les plus beaux trésors du printemps de la vie que pour s'être livrés à la plus honteuse, à la plus brutale de toutes les passions. Mais l'énumération des goûts, des passions des affections morbides de l'adolescence, est du domaine de la médecine.

III.

ÉRUPTION DES TROISIÈMES GROSSES MOLAIRES OU DENTS DE SAGESSE. — ACCIDENTS QUI L'ACCOMPAGNE.

Lorsque commence l'âge de l'adolescence, les organes dentaires ont déjà reçu tout leur développement normal, néanmoins les adultes sont

quelquefois exposés aux douleurs qui tourmentent les enfants pendant le travail de la première
et de la seconde dentition. Ces douleurs sont
causées par la sortie des troisièmes grosses molaires, plus communément appelées *dents de sagesse*.

Les accidents de cette troisième dentition se
manifestent, principalement, chez les individus
dont les autres dents sont si serrées que celles
de sagesse ne trouvent pas l'espace nécessaire,
lorsqu'il n'y a qu'un très petit intervalle entre la
seconde grosse molaire et l'apophyse coronoïde.

Très souvent les troisièmes grosses molaires
sortent des alvéoles, sans qu'on s'en aperçoive ;
mais dans un très grand nombre de cas, leur
éruption cause de très vives douleurs, et est accompagnée de symptômes plus ou moins fâ-
cheux. Plusieurs praticiens ont remarqué que
cette éruption dentaire tourmente parfois les individus au point de les rendre malades, pendant
quelques jours ; ils attribuent ces divers degrés
d'intensité douloureuse à la plus ou moins
grande épaisseur de la substance osseuse que
ces dernières dents ont à traverser ; ils disent
même qu'ils ont rencontré plusieurs personnes

chez lesquelles la douleur devenait presque insupportable, se renouvelait plusieurs fois la semaine, et durait pendant deux ou trois années ; ils affirment que les dents de sagesse mettaient tout ce temps à sortir.

Dans ces cas qui sont très rares, les malades sont atteints de fluxions qui se terminent par la suppuration qui s'établit aux gencives ; les muscles se contractent ; les diverses parties de la bouche éprouvent une révolution si complète, que les personnes affligées de cette cruelle odontalgie, ont toutes les peines du monde à décroiser les mâchoires.

IV.

DE QUELQUES MALADIES QUI ACCOMPAGNENT L'ÉRUPTION DES DENTS DE SAGESSE.

Au moment où les troisièmes grosses molaires perforent la gencive pour se frayer un passage, quelques individus sont affectés de fièvres intermittentes ou continues, avec des symptômes nerveux qui se manifestent principalement vers la tête ou la poitrine; mais à peine les dents sont-elles hors du tissu de la gencive, que les fièvres continues ou intermittentes, après avoir résisté à tous les remèdes, se calment et disparaissent d'elles-mêmes.

V.

MOYENS HYGIÈNIQUES.

On facilite l'éruption des dents de sagesse en enlevant la portion de la gencive qui les recouvre. Si le dentiste fait à temps cette opération qui est sans nul danger, il fera cesser instantanément les plus vives douleurs. On se sert de divers instruments pour enlever la portion de gencives qui recouvre les dents de sagesse.

Quelquefois la bouche est tellement contractée, que les malades ne peuvent l'ouvrir; on prescrit dans ces cas, qui sont très rares, des sangsues derrière les oreilles, des bains de pieds, une décoction de tête de pavot ou de graine de lin appliquée en cataplasmes. Je sais que les malades souffrent tellement, qu'il est difficile de leur faire ouvrir la bouche; on les engagera pourtant à tous les efforts possibles, et on saisira le moment opportun, pour introduire dans la bouche une figue grasse, de l'eau d'orge ou une décoction mucilagineuse.

VI.

CAS OU L'EXTRACTION DES DENTS EST NÉCESSAIRE.

Quoique la dent de sagesse soit suffisamment sortie, il faut dans plusieurs circonstances se hâter d'en faire l'extraction, parce que c'est l'unique moyen de dissiper le mal, la présence de cette dernière dent, gênant les mouvements de la mâchoire opposée, et l'empêchant de fonctionner librement. Il est pourtant des cas où il est très difficile, pour ne pas dire impossible, d'extraire la dent de sagesse; s'il y a urgence, je conseille aux dentistes d'arracher celle qui précède et dont la place sera bientôt occupée par la dernière grosse molaire. Le malade se trouvera ainsi soulagé comme par enchantement, et il n'y aura aucun désordre, aucune lacune dans l'arcade dentaire.

Les bornes de mon *Manuel* ne me permettent pas de pousser plus loin mes observations; on les trouvera plus étendues dans mon *Encyclopédie du Dentiste*.

CHAPITRE TROISIÈME.

—

HYGIÈNE DENTAIRE

APPLIQUÉE A L'AGE VIRIL.

——

I.

PHYSIOLOGIE DE L'AGE VIRIL ET CONSIDÉRATIONS GÉNÉRALES.

L'âge viril est divisé en trois périodes :

1° Maturité ou virilité croissante, qui se termine à trente-cinq ans chez l'homme, à trente chez la femme.

2° Maturité confirmée, qui a lieu à cinquante ans pour l'homme, à quarante ans pour la femme.

5° Virilité décroissante, qui commence à soixante ans chez l'homme, à cinquante ans chez la femme.

Dans la première période l'accroissement des organes s'achève, le corps ne grandit plus, mai

il prend du volume, de l'épaisseur; la physionomie, le caractère se prononcent définitivement.
L'impétuosité, l'étourderie de la jeunesse, sont
remplacées par le sang-froid de la prudence et
la réflexion. Au lieu et place de cette légèreté,
de cette franchise, de cette générosité qui sont
les qualités et les beautés de l'adolescence, on
voit le goût des occupations sérieuses et tous
les calculs de l'ambition. Pendant cette période
le *tempérament* s'est formé, et aux prédispositions morbides qui menaçaient l'adolescence,
succède l'obésité. (1).

« L'âge mûr, à son tour, solstice de la vie,
S'arrête, et sur lui-même un instant se replie,
Et tantôt en arrière et tantôt devant soi,
Se tourne sans regret, ou marche sans effroi.
Ce n'est plus l'homme en fleur, nous faisant des promesses.
C'est l'homme en plein rapport déployant ses richesses ;
Ses esprits ont calmé leurs bouillons trop ardents ;
Sa prudence est active, et ses transports prudents.
Ses conseils sont nos biens, sa sagesse est la nôtre ;
La moitié de sa vie est la leçon de l'autre,
Et sur le temps passé mesurant l'avenir,
Prévoir, pour sa raison, n'est que se souvenir (2). »

(1) Le docteur Foy, *Hygiène générale.*
(2) Delille , l'*Imagination.*

A l'âge viril, l'homme jouit de toutes les forces de son corps et de son esprit ; les passions
tumultueuses, et que l'ivresse ne cesse d'accom-
pagner, ne règnent plus avec assez de force sur
lui pour offusquer sa raison ; alors l'homme, véritable emblème de la majesté et de la puissance,
élevant sa tête droite et auguste sur un corps
robuste et endurci, marche, parle, agit en maî-
tre de la nature, lui commande, et la fait servir
à ses nobles desseins. (1)

Il n'y a pas, à proprement parler, d'hygiène
dentaire particulière à l'âge mûr : l'homme
parvenu à la virilité jouit de toute la plénitude
de l'existence ; ses organes sont complétement
formés, et ses dents, comme les autres parties du
corps, ayant passé l'âge critique de l'enfance et
de l'adolescence, ne sont plus exposées à tant
d'accidents. L'émail s'est définitivement conso-
lidé ; les gencives se sont durcies et ne sont plus
si accessibles aux impressions de l'atmosphère.

L'homme doit-il donc ne plus veiller à la conservation de ses dents ? Il faut toujours déployer
la même vigilance, les mêmes soins ; car les ma-

(1) Lacépède , *Histoire naturelle.*

ladies dentaires nous atteignent à tout âge, et l'homme arrivé à la troisième période de la vie n'en est pas à l'abri. Seulement, les moyens hygiéniques sont généraux et varient selon les tempéraments.

CHAPITRE QUATRIÈME.

--

HYGIÈNE DENTAIRE

APPLIQUÉE A LA VIEILLESSE.

I.

DES PÉRIODES DE LA VIEILLESSE.

Le dernier âge a trois périodes bien distinctes :

1° La *verte vieillesse* qui commence à soixante ans et se termine à soixante-dix chez l'homme ; qui s'étend de cinquante à soixante chez la femme.

2° La *caducité* qui se prolonge jusqu'à la quatre-vingt-dixième année.

3° La *décrépitude*, qui se termine par la mort.

Ces trois périodes des dernières années de la vie offrent divers phénomènes qui annoncent une destruction prochaine.

La peau se ride, se sèche et devient **presque** insensible ; aussi les vieillards ne sont-ils pas sujets aux fièvres typhoïdes, aux affections miasmatiques.

Le sang est plus noir, moins fibrineux, le pouls devient rare.

Les cheveux deviennent blancs, les muscles s'amincissent, les os deviennent beaucoup plus durs et cassants, les dents tombent, la mastication ne se fait que très difficilement, les digestions sont mauvaises.

Les facultés intellectuelles sont sans énergie.

II.

HYGIÈNE GÉNÉRALE DE LA VIEILLESSE.

Les vieillards caducs et décrépit doivent rester dans les endroits, les climats, les habitations où ils sont habitués.

Ils se garantiront également de l'influence des saisons froides et humides :

Un air trop vif et souvent renouvelé leur serait défavorable.

En hiver, ils ne doivent quitter que très rarement leur foyer.

Ils se contenteront de deux repas par jour et seront très sobres : ils choisiront les viandes de préférence aux végétaux et boiront modérément du vin qui leur sera très utile pour faciliter la digestion.

Ils éviteront de prolonger leurs travaux intellectuels, qui ne devront être pour eux que des moyens de distraction.

III.

HYGIENE DENTAIRE APPLIQUEE A LA VIEILLESSE.

La verte vieillesse, qui ne diffère de la virilité que par un plus grand nombre d'années, peut partager les lois hygiéniques dentaires d'un âge dont elle partage encore les bénéfices.

Quant à la caducité et à la décrépitude, j'ai la douleur de dire que l'hygène dentaire a peu de ressources.

A cette époque de la vie les organes de la

bouche tombent dans une décomposition complète. Le tissu des gencives se détruit, se rétrécit,
laisse à nu les dents qui vacillent, s'ébranlent et
tombent sans douleur, sans effort, sans secousse,
comme les feuilles se détachent de l'arbre, au
souffle des derniers jours d'automne.

Le seul préservatif que le dentiste peut prescrire aux vieillards consiste :

En lotions faites avec de l'eau parfumée avec
des essences toniques ;

Ou frictions faites avec des décoctions mucilagineuses.

Ils doivent éviter, autant que possible, de
broyer des corps durs, parce que leurs dents
n'étant plus fermes et solides dans leurs alvéoles, le moindre choc peut en accélérer la chute.

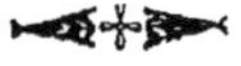

HYGIÈNE DENTAIRE DES DAMES.

> » Il n'est pas de vilaine femme avec
> « de belles dents. »
>
> JEAN-JACQUES ROUSSEAU.

Je croirais laisser ce *Manuel* incomplet, si je ne donnais quelques préceptes d'hygiène dentaire spécialement appliqués aux dames. Dans le paragraphe que j'ai consacré aux âges et aux sexes j'ai parlé en peu de mots des maladies de la bouche auxquelles est sujette la plus belle moitié de l'espèce humaine. Mais ce sujet est trop intéressant, pour que je ne le traite pas avec plus d'extension.

C'est aux dames que je dois mes plus beaux succès; elles ont encouragé mes premiers efforts, et leur bienveillante approbation a souri à mes premiers travaux. Heureux de leur avoir rendu des charmes qu'elles désespéraient de retrouver, je veux leur prouver encore combien je conserve de souvenirs pour elles.

D'ailleurs je m'adresse aux dames spirituelles, sensées, qui savent apprécier le prix de la beauté, et les efforts qu'on fait pour la leur conserver; et je leur dis avec un auteur dont la plume a parfaitement décrit leurs attraits :

« Les dents sont un trésor des plus précieux : les autres charmes sont purement matériels, une jolie bouche a quelque chose de divin;

« Elle est l'interprète des ames, la confidente des cœurs ;

« Elle seule peut faire l'aveu d'un tendre amour, en recevoir l'hommage, en donner les preuves les plus délicieuses.

« C'est encore sur la bouche que se forme l'aimable sourire.

« Le sourire est un des charmes les plus puissants des plus belles.

« C'est leur langage le plus expressif , langage muet qui dit tant de choses.

« La bouche d'une jolie femme n'est-elle pas en effet l'arme la plus puissante de ce dieu malin qui, comme le disait une dame de beaucoup d'esprit, sait soumettre le sexe le plus fort à l'empire du plus faible.

« Oui, la bouche est véritablement l'arc de l'amour, et de tous les traits que dérobe cet être divin , le sourire n'est-il pas le plus pénétrant (1) ? »

J'ai déjà parlé tant de fois de la grande influence des dents sur la beauté de la femme, sur l'économie vitale, que je crois pouvoir me dispenser d'apprécier encore les immenses avantages de ces dons de la nature, plus précieux que les diamants dont ils ont la couleur et l'éclat. Je me contenterai de dire à mes lecteurs, avec le poète Ovide :

« O femmes, que votre bouche soit toujours
« propre, vos dents blanches et nettes ; faut-il
« vous recommander de ne point en ternir l'é-
« mail ? »

(1) *Encyclopédie de la Beauté.*

INFLUENCE DE LA PUBERTÉ SUR LES ORGANES DENTAIRES.

De treize à seize ans une grande révolution s'opère dans la constitution et les organes de la femme. Cette révolution, ou développement de la puberté, réagit fortement sur tout le tempérament et par contre-coup sur les organes de la bouche. En effet, les signes précurseurs de la puberté sont : pesanteur de tête, vertiges, spasmes, difficulté de respirer, sommeil lourd et profond : l'abattement, la tristesse, de continuels maux de nerfs, une grande sensibilité, une propension bien marquée à l'impatience, à la colère, en sont les autres préludes.

Le sang afflue donc au cerveau en trop grande abondance, et j'ai signalé cette affection comme une des causes les plus fréquentes d'odontalgie.

Les nerfs sont donc irrités, surexcités, et j'ai dit que les névralgies, lorsqu'elles envahissent une partie du corps, ne tardent pas à déterminer de violents maux de dents.

Voyons maintenant par quels moyens hygiéniques, on pourra remédier à ces deux variétés d'odontalgie.

Si le sang prédomine, on fera prendre des bains de pieds, on appliquera des sangsues, derrière les deux oreilles, en prenant les avis d'un médecin suivant le besoin. On conseillera aux jeunes personnes d'éviter les appartements trop chauds, les bals, les boissons glacées, les refroidissements subits, de ne pas se couvrir la tête dans la crainte d'y attirer le sang. Si malgré ces précautions, les douleurs de dents prennent une certaine intensité; on aura recours aux lotions émollientes, aux gargarismes parfumés avec des calmants.

Les jeunes personnes chez lesquelles prédomine le système nerveux auront recours aux bains frais, et même froids, aux sédatifs. Si la douleur ne discontinue pas, elles prendront de légères décoctions de pavot ou des pilules d'assa-fœtida. Elle devront surtout mettre le plus grand soin à éviter les émotions trop vives de quelque nature qu'elles soient. Avec ces secours, ces préservatifs donnés par l'hygiène, les affections dentaires se calmeront en peu de temps, avec les autres symptômes de la puberté, qui alarment à juste titre la tendresse des mères.

HYGIÈNE DENTAIRE DES DAMES PENDANT LA GROSSESSE.

Il n'est pas rare d'entendre dire à presque toutes les femmes mariées auxquelles il manque des dents, qu'elles les ont perdues pendant leurs grossesses, et qu'à chaque enfant qu'elles ont eu, elles ont payé d'une ou de plusieurs dents, le douloureux avantage de devenir mères. Ce malheur a sa source dans le fatal préjugé qui porte à croire qu'une femme enceinte ne doit jamais faire toucher à ses dents, tandis qu'au contraire, c'est précisément dans cet état qu'il faudrait apporter les soins les plus scrupuleux, les plus minutieux.

O jeunes épouses! vous qui payez si souvent par des vomissements, le doux avantage de la maternité, pourquoi négligeriez-vous alors les soins de la bouche dont vous êtes dans d'autres circonstances jalouses à si juste titre?

La moindre incurie alors suffit pour ternir

l'émail des dents, pour les disposer au tartre, à la carie.

Les dames enceintes dont les odontalgies auront pour cause première une inflammation accidentelle ou un engorgement occasionné par le sang, pourront employer avec succès la décoction suivante :

Elles feront bouillir dans un litre d'eau, pendant dix minutes, une cuillerée d'orge mondé, une once de racine de guimauve, une tête de pavot concassée, dont on enlèvera les graines. La décoction faite, on la passera au linge fin, après y avoir ajouté deux onces de miel de Narbonne.

Plusieurs fois le jour on se gargarisera avec cette eau tiède, en ayant soin de la garder dans la bouche le plus longtemps possible.

HYGIÈNE DENTAIRE DES DAMES EN COUCHES.

Dès que les premiers phénomènes de l'enfantement commencent à se développer, on placera la femme dans un appartement bien aéré, dont la température ne soit ni chaude ni froide. Un air trop chaud déterminerait une congestion au cerveau, et, par suite, une odontalgie sanguine; un air trop froid surexciterait les nerfs et occasionnerait une névralgie buccale.

L'alimentation doit être légère, si la dame est d'un tempérament fort et sanguin; dans tous les cas, il est d'usage de ne permettre qu'un bouillon ou des boissons délayantes et calmantes, telles que l'eau sucrée, des décoctions d'orge, des sirops.

Aussitôt que la jeune mère sera délivrée, on la laissera dormir, parce qu'elle éprouve un grand besoin de repos. Le sommeil calmera l'irritation générale, et les dents auront leur part de cette quiétude.

HYGIÈNE DENTAIRE DES DAMES QUI ALLAITENT LEURS ENFANTS.

L'hygiène dentaire des dames qui allaitent elles-mêmes leurs enfants, est absolument la même que celles des nourrices dont j'ai parlé dans la troisième partie de ce Manuel. Je me contenterai donc de leur faire observer qu'elles doivent renoncer à nourrir leurs enfants, si elles ne sont pas douées d'un bon et fort tempérament ; qu'elles doivent éviter les grandes réunions, les bals, les spectacles, parce que la circulation du sang se trouvant plus activée qu'à l'état normal, elles sont plus sujettes aux congestions cérébrales, et par conséquent aux odontalgies sanguines.

INFLUENCE DE L'AGE CRITIQUE SUR LES ORGANES DENTAIRES.

Lorsque commence chez la femme cette période de la vie qu'on appelle communément *âge critique*, les organes dentaires, comme toutes les autres parties du corps, ont reçu leur entier développement ; on ne doit pas s'attendre à trouver ici les affections buccales que nous avons eu à signaler si souvent. Les dents ne se carient presque plus, et les douleurs sont même très rares. Cependant, il arrive que les dames souffrent des maux de dents à l'époque de l'âge critique. Comme ces odontalgies sont ordinairement nerveuses ou sanguines, je leur prescris les remèdes déjà indiqués pour combattre ces deux sortes d'affections dentaires.

INFLUENCE DES VÊTEMENTS DES DAMES SUR LES ORGANES DENTAIRES.

Dans les préceptes généraux et fondamentaux d'hygiène dentaire, j'ai démontré que les vêtements jouent un très grand rôle dans les diverses affections de la bouche. C'est surtout parmi les jeunes dames que les caprices de la mode causent les plus cruels ravages.

Le dentiste, comme le médecin, proscrit l'usage des corsets trop étroits, parce que l'irritation des nerfs, les obstacles qui s'opposent à la libre circulation du sang, exercent une grande influence sur les organes dentaires.

On nomme corset, dit le docteur Fournier, un vêtement qui embrasse une grande partie de la poitrine des femmes, la totalité de la région abdominale, et se prolonge, selon l'occurrence, jusqu'à la région pubéenne. L'objet du corset est de soutenir la taille, de maintenir le tronc dans une rectitude convenable, sans pourtant s'opposer à la liberté de ses mouvements. Le corset ne doit point exercer une compression susceptible de gêner l'action des muscles ni celle des viscères de la poitrine et de l'abdomen. Tout corset qui ne remplit pas ces conditions est vicieux et même nuisible. L'hygiène doit en proscrire sévèrement l'usage.

De graves et savants médecins ont sévèrement condamné la folie si dangereuse de se vêtir trop légèrement. Pour briller dans un bal, dans une soirée, de jeunes personnes y paraissent vêtues de gazes, de dentelles, d'étoffes les plus légères, comme si nous vivions sous le beau ciel de la Grèce et de l'Italie.

Un poète bien connu fait ainsi la description des modes du bon vieux temps et de celles de nos jours :

« Sur le crâne on portait la calotte piquée ;
De laine la poitrine était aussi flanquée ;
Un jupon rembourré de coton de levant,
En automne, en hiver, servait de paravant.
Mais aujourd'hui l'on n'a, quoiqu'on glose et qu'on dise,
Qu'une gaze, un linon pardessus la chemise ;
Un peu moins on n'aurait tout juste que la peau ;
L'Amour en sourirait, s'il ôtait son bandeau.

. . . .

. . . .

Mais alors, comme dit le poète :

On avait la dent bonne, on digérait fort bien ;
On dormait encor mieux, et l'on ne souffrait rien.

DES LOIS DE L'HYGIÈNE LORSQU'ON A PERDU UNE OU PLUSIEURS DENTS.

Il est incontestable qu'en se conformant aux règles hygiéniques dont j'ai développé et fait apprécier les avantages, on conservera ses dents très longtemps.

Jusque dans les limites les plus avancées de l'âge, les dents présenteront cette beauté de l'émail, cet éclat, ce brillant, cette fraîcheur qui fait le charme de la bouche. Mais est-ce à dire pour cela que l'hygiène a des moyens infaillibles pour empêcher la chute des dents ? eh ! mon Dieu ! non... De même que la médecine qui combat puissamment quelques maladies, ne peut préserver de la mort, de même la science dentaire ne peut perpétuer la conservation des dents qui dépérissent comme toutes les autres parties de notre corps. Il est tant de maladies, tant d'accidents imprévus, qu'il y aurait folie à croire que l'art du dentiste puisse se perfectionner au point de maintenir les organes dentaires dans toute la force, dans toute la beauté de la jeunesse ; les dents sont périssables, sujettes aux atteintes morbides, et portent en elles-mêmes leurs germes de destruction et de mort.

Il faut donc recourir à la prothèse lorsque par des accidents, des maladies, par l'effet de l'âge, il manque à la bouche une ou plusieurs dents ; un interstice laissé au milieu des dents naturelles, outre qu'il serait désagréable à la vue, exposerait à des affections plus ou moins graves. Les dents servent de barrière à l'air extérieur, et ce n'est qu'après s'être préalablement réchauffé qu'il doit être introduit dans les poumons. S'il était laissé un vide quelconque dans la barrière dentaire, l'air froid qui s'introduirait tout-à-coup porterait l'irritation dans le larynx et l'on serait continuellement exposé aux odontalgies aigües, aux fluxions et aux plus graves affections de la bouche.

Les dents voisines mal assujetties ne manqueraient pas de se déchausser et de s'ébranler, la carie en serait la suite inévitable et bientôt l'on verrait dépérir une à une la totalité des dents, rien de plus urgent donc que de recourir à des dents artificielles : la convenance, le soin de sa santé, le besoin de triturer les aliments, tout concourt pour en faire un devoir des plus impérieux ; car, comme le dit le chansonnier Désaugiers :

Une bouche est indispensable
Pour manger sa part d'un repas ;
Mais mâcher est un préalable,
Quand les morceaux ne fondent pas.
Le nez respire et la main touche
De Comus les dons succulents ;
Mais à quoi bon ouvrir la bouche
Si, par malheur, elle est sans dents ?

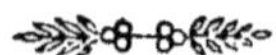

DE L'HEUREUSE ET FAVORABLE INFLUENCE DES RATELIERS OSANORES, OU DENTS A SUCCION, SUR LA SANTÉ EN GÉNÉRAL ET SUR LES ORGANES DENTAIRES EN PARTICULIER.

En quoi les Osanores sont-elles supérieures à tous les autres systèmes de prothèse dentaire ?

Lorsque je me vouai à la profession que j'exerce depuis plusieurs années, la science dentaire était encore à peu près dans le même état qu'au siècle dernier; pendant vingt-cinq ans l'odontotechnie n'avait fait presque aucun progrès, à moins qu'on ne donne ce nom aux essais infructueux qu'on a tentés vainement à plusieurs reprises : tout était donc à faire; car on suivait aveuglément les lois de la routine, cette éternelle ennemie de toute innovation. Cependant lorsque j'eus acquis les premières notions de science dentaire et de prothèse, je vis clairement que l'art du dentiste demandait de sérieuses modifications, ou bien mieux une révolution complète. Il y avait audace et témérité pour moi à m'ériger en réformateur ; aussi hésitai-je longtemps, et ce ne fut qu'après de longues méditations, que je pris la ferme résolution de suivre une voie non encore tracée. J'ai dit dans mon *Encyclopédie du Dentiste* quand et comment j'inventai les OSANORES, de quelle manière j'ai perfectionné peu à peu le système dont je suis 'inventeur. Il est inutile de le répéter ici : je dois me borner à montrer et à prouver que mes râteliers à succion ont sur tous les autres une supériorité incontestable.

Cette supériorité, aujourd'hui admise et reconnue par les plus habiles praticiens, consiste :

1° Dans le choix et la préparation de la matière ;

2° Dans la manière de poser les dentiers qui

s'adaptent aux mâchoires, sans douleur, sans efforts.

SUPERIORITÉ DE LA MATIÉRE DES OSANORES.

Les matières connues pour fabriquer les dents artificielles, étaient les dents d'animaux, les dents humaines, les dents minérales. Les dents d'animaux, qu'on est obligé de travailler avec la lime, doivent être rejetées à cause de leur trop grande porosité et de leur rapide décomposition. D'un autre côté, qui consentirait sans répugnance à mettre dans sa bouche des dents provenant, peut-être, d'individus morts de maladies contagieuses ?

Les dents minérales, dont on espéra d'abord tant de prodiges, doivent être mises de côté, parce que leur matière étant très fragile, expose la bouche aux plus graves accidents, et qu'elles ne présentent, en outre, qu'une couleur terne et cendrée.

En face de si nombreuses difficultés qu'on n'avait pu vaincre, je cherchai une matière propre à une substitution réelle et présentant tous les avantages, tous les caractères de la nature. Après de longs efforts, de pénibles expériences, j'ai été assez heureux pour la trouver, et dès-lors le problème de mon invention dentaire s'est trouvé complétement résolu, même au delà de mes espérances. L'approbation des personnes savantes, les éloges des personnes qui, depuis quinze ans, portent mes râteliers, sont autant de témoignages honorables qui constatent la supériorité d'une matière qu'ils traitent de *légère*, de *solide*, d'*incorruptible*, d'*inoxidable*, de *rivale de la nature*.

SUPÉRIORITÉ DE LA MANIÈRE DE POSER LES RATELIERS OSANORES SUR TOUS LES AUTRES PROCÉDÉS DE PROTHÈSE.

Les avantages de ce nouveau système sont si réels, que toute démonstration devient superflue. Quel changement, en effet ; quelle révolution, mon invention n'a-t-elle pas opérée dans la mécanique dentaire ! Il y a à peine quinze ans, les personnes qui voulaient remplacer des dents perdues par des dents artificielles, hésitaient plusieurs mois avant de se soumettre aux

tortures de la prothèse , et , certes, leurs crain-
tes étaient loin d'être peu fondées.

Qu'on se figure l'effet que peuvent produire
les pivots, les plaques, les ligatures, les crochets,
les ressorts. Outre les douleurs inséparables de
ce genre d'opérations , peut-il se faire que tout
cet appareil de métal n'eût pour résultat de corroder les dents , de les déchausser , et de gêner
tous les mouvements de la bouche ?

Comment d'ailleurs concevoir que tout ce
métal ne dût nuire à la santé générale. On aura
une idée de la quantité de matière employée par
la lettre suivante :

En 1797, Washington, le héros de l'indé-
pendance américaine, écrivait au dentiste Green-
vood :

« Monsieur,

« Envoyez-moi des ressorts à spirales, d'en-
« viron un pied de long, sans les couper; et
« joignez à cet envoi à peu près le double de
« cette longueur de fil d'or peu cassant, du dia-

« mètre que vous jugerez convenable, pour que
« je puisse les fixer, comme de coutume, à mon
« dentier à Philadelphie.

« Washington »

Assurément la lettre du libérateur des États-Unis d'Amérique est un excellent certificat en faveur des ressorts ; mais si Washington avait connu les avantages des dents et râteliers à succion, avec quel empressement il aurait rejeté plaques, ligatures, cordonnets et tout l'attirail de la vieille prothèse.

Tout le monde connaît les phénomènes de la pression atmosphérique sur deux corps entre lesquels on est parvenu à établir le vide ; c'est cette pression atmosphérique qui seule suffit pour fixer les osanores, ou dents à succion. Cette fixité est telle, que mes rateliers résistent aux plus pénibles travaux de la mastication. J'ai donné à mes dentiers le nom d'osanores, parce qu'il ne faut pour les fixer, ni or, ni métal quelconque. Un autre avantage important de mon système, c'est que l'on ôte et que l'on replace les osanores avec la même facilité que l'on met une bague à son doigt ; de plus, comme je l'ai déjà dit, la matière des osanores est telle qu'elle imite la nature avec la dernière perfection ; elle met au défi l'œil le plus exercé ; en un mot, l'illusion est complète : j'en conclus qu'un nouvel ordre de choses a surgi, et que le règne de l'ancienne prothèse est fini pour toujours.......

FIN.

TABLE DES MATIÈRES.

—

PREMIÈRE PARTIE.

HYGIÈNE DENTAIRE

A L'USAGE DES PROFESSIONS INTELLECTUELLES.

PREMIÈRE SÉRIE.

Les Savants.

—

HYGIÈNE DENTAIRE

A L'USAGE DES PROFESSIONS INTELLECTUELLES.

DEUXIÈME SÉRIE.

Les Gens de Lettres.

HYGIÈNE DENTAIRE

APPLIQUÉE AUX PROFESSIONS INTELLECTUELLES.

TROISIÈME SÉRIE.

Les Artistes.

Musiciens.

DEUXIÈME PARTIE.

HYGIÈNE DENTAIRE

APPLIQUÉE AUX PROFESSIONS INDUSTRIELLES ET COMMERCIALES.

TROISIÈME PARTIE.

HYGIÈNE DENTAIRE

APPLIQUÉE AUX PROFESSIONS MANUELLES.

Les Artisans.

—

CHAPITRE PREMIER.

HYGIÈNE DENTAIRE

APPLIQUÉE AUX QUATRE AGES DE LA VIE.

L'Enfance.

DEUXIÈME DENTITION.

—

CHAPITRE DEUXIÈME.

HYGIÈNE DENTAIRE

APPLIQUÉE A L'ADOLESCENCE.

—

CHAPITRE TROISIÈME.

HYGIÈNE DENTAIRE

APPLIQUÉE A L'AGE VIRIL.

—

CHAPITRE QUATRIÈME.

HYGIÈNE DENTAIRE.

APPLIQUÉE A LA VIEILLESSE.

—

HYGIENE DENTAIRE DES DAMES.

FIN DE LA TABLE.

Lagny, Imprimerie hydraulique de Ginoux et Vialat.